高等卫生职业教育创新教材

中医经典选读

主　编　王振亮　江开春
副主编　张佩琛　郭选贤　宋建平　霍　磊　王　酩
编　委　（以姓氏笔画排序）
　　　　王　酩　郑州澍青医学高等专科学校
　　　　王振亮　河南中医药大学
　　　　卢晨光　南阳理工学院
　　　　代民涛　河南中医药大学
　　　　刘飞祥　河南中医药大学第一附属医院
　　　　江开春　郑州澍青医学高等专科学校
　　　　巫鑫辉　郑州澍青医学高等专科学校
　　　　李　岩　郑州澍青医学高等专科学校
　　　　宋建平　河南中医药大学
　　　　张佩琛　郑州澍青医学高等专科学校
　　　　段　晓　河南中医药大学
　　　　郭选贤　河南中医药大学
　　　　薛　璐　郑州澍青医学高等专科学校
　　　　霍　磊　河南中医药大学

河南大学出版社
HENAN UNIVERSITY PRESS
·郑州·

图书在版编目(CIP)数据

中医经典选读/王振亮,江开春主编.--郑州：
河南大学出版社,2023.12
 ISBN 978-7-5649-5729-2

Ⅰ.①中… Ⅱ.①王 …②江 … Ⅲ.①中国医药学-古籍-教材
Ⅳ.①R2-52

中国国家版本馆 CIP 数据核字(2024)第 004422 号

责任编辑	郑华峰
责任校对	林方丽
封面设计	史林英

出版发行	河南大学出版社			
	地址:郑州市郑东新区商务外环中华大厦2401号		邮编:450046	
	电话:0371-86059715(高等教育与职业教育出版中心)			
	0371-86059701(营销部)			
	网址:hupress.henu.edu.cn			
排　版	郑州宁昌印务有限公司			
印　刷	郑州市今日文教印制有限公司			
版　次	2023年12月第1版		印　次	2023年12月第1次印刷
开　本	787 mm×1092 mm　1/16		印　张	7.75
字　数	170千字		定　价	69.00元

(本书如有印装质量问题,请与河南大学出版社联系调换。)

前　言

　　为推动我省高等职业专科学校教材建设，培养中医学、针灸推拿、中医骨伤等中医相关专业学生的中医思维能力及临床诊疗能力，我校组织编写了中医经典教材。本教材在编写过程中，以中医执业医师资格考试大纲细则为基础，结合我校教学实际情况，精选《黄帝内经》《伤寒论》《金匮要略》及温病学经典著作中部分原文进行详细剖析，旨在通过对中医经典著作较为系统的解析，使读者更好、更快捷地掌握中医学精神实质，为今后学习和临床工作打下坚实的理论和实践基础。

　　本书共分为四篇，第一篇《黄帝内经》选读，阐述了中医学的思维方法、理论原则和学术思想；第二篇《伤寒论》选读，以六经辨证理论论述了外感热病的病因、临床表现、诊断治疗及预后；第三篇《金匮要略》选读，运用脏腑辨证的方法论述了内伤杂病的理法方药特点；第四篇温病学医籍选读，选取《温热论》《湿热病篇》《温病条辨》等温病学经典医著的部分内容，阐述了温病的病因病机、诊断方法、预防和治疗措施。

　　本书由我校中医系教师及河南中医药大学王振亮教授、郭选贤教授、宋建平教授、霍磊副教授、代民涛老师、段晓老师，河南中医药大学第一附属医院刘飞祥医师，南阳理工学院卢晨光老师，南阳医学高等专科学校薛璐老师共同编写完成。其中，第一篇由霍磊、刘飞祥、李岩编写，第二篇由王振亮、张佩琛、王酩、巫鑫辉编写，第三篇由宋建平、江开春、代民涛、段晓编写，第四篇由郭选贤、卢晨光、薛璐编写。

　　本书所载内容具有科学性、实用性，是学习中医的必读之书，可供中医学、针灸推拿、中医骨伤等中医相关专业学生学习使用，亦适合中医爱好者及临床医生阅读之用。由于作者学术水平有限，编写时间仓促，难免有不足之处，恳请读者阅后多提宝贵意见，以便今后修改提高。

王振亮
2023 年 6 月

目 录

第一篇 《黄帝内经》选读

原文导读 ·· 3
 第一节 《上古天真论》 ··· 3
 第二节 《四气调神大论》 ·· 6
 第三节 《生气通天论》 ·· 10
 第四节 《阴阳应象大论》 ··· 15
 第五节 《灵兰秘典论》 ·· 25

第二篇 《伤寒论》选读

伤寒卒病论集（原序） ·· 30
第一章 辨阳明病脉证并治 ·· 31
 第一节 阳明病纲要 ··· 32
 第二节 阳明病本证 ··· 35
 第三节 阳明病变证 ··· 46
第二章 辨少阳病脉证并治 ·· 50
 第一节 少阳病纲要 ··· 51
 第二节 少阳病本证 ··· 52
 第三节 少阳病兼变证 ·· 55
 第四节 少阳病传变与预后 ··· 60
第三章 辨太阴病脉证并治 ·· 61
 第一节 太阴病纲要 ··· 61
 第二节 太阴病证 ·· 62

第三节　太阴病兼变证 ································ 62
　　第四节　太阴病预后 ···································· 63

第三篇　《金匮要略》选读

第一章　脏腑经络先后病脉证 ······························ 67
第二章　痉湿暍病脉证治 ···································· 75
第三章　百合狐惑阴阳毒病脉证治 ························ 81
第四章　疟病脉证并治 ······································ 87
第五章　中风历节病脉证并治 ······························ 89

第四篇　《温病学》医籍选读

第一章　《温热论》选读 ···································· 97
　　第一节　概述 ·· 97
　　第二节　温病大纲 ······································ 98
　　第三节　邪在肺卫 ···································· 100
　　第四节　流连气分 ···································· 102
　　第五节　邪留三焦 ···································· 103
　　第六节　里结阳明 ···································· 104
　　第七节　论湿 ·· 106
　　第八节　邪入营血 ···································· 107
第二章　《湿热病篇》选读 ································ 110
　　第一节　概述 ·· 110
　　第二节　湿热病提纲 ································· 111
　　第三节　邪在卫分 ···································· 112
　　第四节　邪在中焦 ···································· 113
　　第五节　邪在下焦 ···································· 115
　　第六节　后期调理 ···································· 116

第一篇 《黄帝内经》选读

原文导读

原文导读节选《黄帝内经》中较为精华的部分,并按原文的章节次序,予以顺序编号,加以校注、按语,展现《黄帝内经》理论内涵及临床运用,促进理论与实践结合,突出中医思维的培养、了解医学理论的源流。

第一节 《上古天真论》

【原文】岐伯对曰:上古之人,其知道者,法于阴阳,和于术数①,食饮有节,起居有常,不妄作劳②,故能形与神俱③,而尽终其天年,度百岁乃去。今时之人不然也,以酒为浆,以妄为常,醉以入房,以欲竭其精,以耗散其真,不知持满④,不时御神⑤,务快其心,逆于生乐⑥,起居无节,故半百而衰也。

夫上古圣人之教下⑦也,皆谓之,虚邪贼风⑧,避之有时,恬惔虚无⑨,真气从之,精神内守,病安从来。是以志闲而少欲⑩,心安而不惧,形劳而不倦,气从以顺,各从其欲,皆得所愿。故美其食⑪,任其服⑫,乐其俗,高下不相慕,其民故曰朴。是以嗜欲不能劳其目⑬,淫邪不能惑其心,愚智贤不肖不惧于物⑭,故合于道。所以能年皆度百岁而动作不衰者,以其德全不危⑮也。

【词解】

①术数:此指专门的养生方法和技术。张介宾曰:"术数,修身养性之法也。"

②不妄作劳:不违背常规与法度地劳作。妄,乱。

③形与神俱:形体与精神健全协调。俱,偕也,有共存、协调之意。

④不知持满:指不知道保持体内精气盈满。王冰曰:"言爱精保神如持盈满之器,不慎而动,则倾竭天真。"

⑤不时御神:指不善于把握和调养精神而妄耗神气。时,善于。御,统摄、治理。

⑥务快其心,逆于生乐:贪图一时的欢乐,违背养生的乐趣。

⑦上古圣人之教下:《新校正》云:"按全元起注本云:'上古圣人之教也,下皆为之。'《太素》《千金》同。"又,马莳曰:"上古圣人教下有法,而在下者从之。"可参。

⑧虚邪贼风:又称虚风贼邪,指四时不正之气。《灵枢·九宫八风》云:"从其冲后来

为虚风,伤人者也,主杀主害者。"

⑨恬惔虚无:思想静闲,心无杂念。张介宾曰:"恬,安静也。惔,朴素也。虚,湛然无物也。无,窅然莫测也。恬惔者,泊然不愿乎其外;虚无者,漠然无所动于中也。"

⑩志闲而少欲:指节制情志,减少奢欲。闲。《说文》云:"阑也,从门中有木。"引申为限制、控制。

⑪美其食:马莳曰:"有所食则以为美,而不求过味。"

⑫任其服:马莳曰:"有所服,则任用之,而不求其华。"任,随便。

⑬嗜欲不能劳其目:嗜好欲望不能引起其注意。

⑭不惧于物:不为外物所惊扰。

⑮德全不危:指全面符合养生之道,不受衰老和死亡的危害。马莳曰:"盖修道而有得于心,则德全亦。危者,即动作之衰也。"

【按语】

1.养生的原则与方法

养生的基本原则:一是顺应四时,外避邪气。对外要效法天地阴阳,顺应四时变化,避免外邪的侵袭,即"虚邪贼风,避之有时";二是调养精神,保养正气。对内要调养精神情志,避免精神刺激和过度的情志变化,从而保养人体正气,抵御外邪,即"恬惔虚无""真气从之""精神内守"。后世医家称为"对外之道"和"对内之道"。

养生的具体方法:一是法于阴阳,即效法自然阴阳变化规律,调养身心,养正以避邪;二是和于术数,即施行合宜的养生术,顺四时调形体,如导引、按跷、吐纳、咽津等调神健身的方法;三是食饮有节,包括节饮食、忌偏嗜、适寒温等几个方面;四是起居有常,生活作息、工作要有规律;五是不妄作劳,劳作不违背常度。

2.养生的意义

经文以古今之人的不同寿命做对比,阐发了养生的重要意义。远古时代人们寿命之所以超过百岁,是因为他们懂得养生之道,能适应自然界阴阳的变化规律,掌握各种养生方法,保持形神和谐协调;而现在人之所以早衰,是因为不懂养生之道,醉酒行房,以致精气耗竭,真元匮乏。通过对比,回答了黄帝提出的问题,即人之寿命长短不在时世之异,而在人对养生的认识和态度不同。

【原文】岐伯曰:女子七岁①,肾气盛,齿更②发长。二七而天癸至③,任脉通,太冲脉④盛,月事以时下,故有子。三七,肾气平均⑤,故真牙生而长极⑥。四七,筋骨坚,发长极,身体盛壮。五七,阳明脉衰,面始焦⑦,发始堕。六七,三阳脉衰于上⑧,面皆焦,发始白。七七,任脉虚,太冲脉衰少,天癸竭,地道不通⑨,故形坏而无子也。

丈夫八岁,肾气实,发长齿更。二八,肾气盛,天癸至,精气溢泻⑩,阴阳和⑪,故能有子。三八,肾气平均,筋骨劲强,故真牙生而长极。四八,筋骨隆盛,肌肉满壮。五八,肾气衰,发堕齿槁。六八,阳气衰竭⑫于上,面焦,发鬓颁白⑬。七八,肝气衰,筋不能动,天癸竭⑭,精少,肾脏衰,形体皆极。八八,则齿发去。肾者主水⑮,受五脏六腑之精而藏之,故五脏盛,乃能泻⑯。

【词解】

①七岁:古人根据男女两性不同的发育过程总结出的约数。

②齿更:人到七八岁,乳牙脱落,更换恒齿。更,更换。

③天癸至:天癸是肾气充盛产生的促进生殖功能发育、成熟、旺盛的精微物质。天,先天;癸,癸水。至,极,充盛。

④太冲脉:即冲脉。

⑤平均:充足。张介宾曰:"平均,充满之谓。"

⑥真牙生而长极:智齿生出,发育健全。真,通"巅",真牙,即智齿。长极,发育完全,成熟。

⑦焦:通"憔",即憔悴。

⑧三阳脉衰于上:太阳、阳明、少阳脉气衰减于上(头面)部。因三阳脉皆起或止于面部,故云衰于上。

⑨地道不通:指月经停止来潮。地道,指月经通行之道。

⑩精气溢泻:精气盈满而能外泻。

⑪阴阳和:指男女媾和。一说指男子气血阴阳调和。

⑫竭:《甲乙经》无此字。可参。

⑬颁白:即斑白,指头发黑白相杂,俗称花白。

⑭天癸竭,精少,肾脏衰,形体皆极:此十二字原在"七八肝气衰,筋不能动"句后,今据丹波元简《素问绍识》移此。

⑮主水:指肾藏精的功能。

⑯五脏盛,乃能泻:五脏精气盛满,乃泻藏于肾。一说五脏盛肾乃能泄精。

【按语】

1.男女生长壮老的规律

女子七至二七,男子八至二八,为生长发育期,表现为齿更发长,天癸发育日渐成熟,女子月事应时而下,男子开始有排精现象,具备生殖机能。女子三七至四七,男子三八至四八,为壮盛期,主要表现为牙齿生长齐全,筋骨坚强,体格壮盛,发长极。女子五七至七七,男子五八至八八,为衰退期,主要表现为阳明脉气渐衰,面色逐渐憔悴,发枯白脱落,天癸渐竭,精气渐亏,最终丧失生殖能力。

2.肾与生长发育和生殖的关系

从人体的生长发育期、壮盛期、衰老期,可见肾中精气的盛衰与人体生长壮老过程直接相关,并直接影响着人的生殖及性功能。诚如姚止庵云:"男女之壮也,并始于肾气之盛实,其后(当是'弱'字也),亦由于肾气之衰微。人之盛衰,皆本源于肾。"由此看来,人欲维护健康、延缓衰老必须以保养肾气为首务。

原文还对年老有子说明了原因。女子七七、男子八八,肾气衰,天癸竭,即丧失生育能力,这是一般情况;但天寿过度、气脉尚通、肾气有余的人,天癸未竭,亦可有生育能力。更有对养生之道有深厚造诣的人,"能却老而全形",即使到了百岁,仍有生育能力,这是特殊情况。可见养生与长寿、生育能力密切相关。

3. 肾者主水,受五脏六腑之精而藏之,故五脏盛,乃能泻

该句经文说明了肾不仅藏先天之精,而且还藏脏腑活动化生的后天之精。肾藏先天之精,即为形成胚胎的最原始的物质,又化为出生后维持生命的基本物质,而它之所以泉源不竭,又全在于其他脏腑的后天活动化生精气进行培育,得以不断滋生,两者是相互依赖、相互为用的辩证关系。

4. 冲任二脉在女子生长发育中的作用

"二七而天癸至,任脉通,太冲脉盛,月事以时下,故有子……七七,任脉虚,太冲脉衰少,天癸竭,地道不通,故形坏而无子也。"说明了冲任二脉的重要性。冲任二脉之血旺盛,月事才能正常来潮;妊娠期间,月经停止,冲任二脉之血供养胎儿;哺乳期间,冲任二脉之血供乳汁所需,所以仍无月经。因此,冲任之说,在妇科学中,成为生理病理的重要理论之一。后世医家把调理冲任二脉作为治疗妇科病的重要原则,就是这一理论的具体应用。

5. 关于"女子七岁"和"男子八岁"的理解

本节在讨论人体生命过程时提到女子以"七"为基数,男子以"八"为基数,此当是古人通过长期观察总结出来的经验数,是符合实际的。至于其理论解释,历代医家则各不相同,唐代王冰提出"七"为少阳之数,"八"为少阴之数,而"阴阳气和,乃能生成其形体",故女子合少阳之数"七",男子合少阴之数"八"。至于唐代王冰所言"老阴之数极于十,少阴之数次于八",今人李今庸在《读古医书随笔》中云:"然'天地之至数'则是'始于一终于九'……根据'阳数进,阴数退'的规律,'七'为少阳之数,'九'为老阳之数,'八'为少阴之数,'六'为老阴之数。"可参。

第二节 《四气调神大论》

【原文】春三月①,此谓发陈②。天地俱生,万物以荣。夜卧早起,广步于庭。被发缓形③,以使志生。生而勿杀,予而勿夺,赏而勿罚。此春气之应,养生之道也。逆之则伤肝,夏为寒变④。奉长者少⑤。

夏三月,此为蕃秀⑥。天地气交,万物华实⑦。夜卧早起,无厌于日,使志无怒,使华英成秀⑧。使气得泄,若所爱在外⑨。此夏气之应,养长之道也。逆之则伤心,秋为痎疟⑩,奉收者少,冬至重病⑪。

秋三月,此谓容平⑫。天气以急,地气以明⑬,早卧早起,与鸡俱兴,使志安宁,以缓秋刑⑭。收敛神气,使秋气平。无外其志,使肺气清。此秋气之应,养收之道也。逆之则伤

肺,冬为飧泄。奉藏者少。

冬三月,此谓闭藏⑮。水冰地坼⑯,无扰乎阳。早卧晚起,必待日光。使志若伏若匿,若有私意。若已有得,去寒就温。无泄皮肤,使气亟夺⑰。此冬气之应,养藏之道也。逆之则伤肾,春为痿厥⑱。奉生者少。

【词解】

①春三月:按节气指从立春起到立夏为止的三个月时间。王冰曰:"所谓春三月者,皆因气候而命之,夏秋冬亦然。"

②发陈:王冰曰:"春阳上升,气潜发散,生育庶物,陈其姿容,故曰发陈也。"

③被发缓形:披散开头发,宽松衣带,使形体舒展无拘束。被,同"披"。

④寒变:指寒性的病变。根据五行相生的规律来讲,即木伤则火难生。

⑤奉长者少:供给夏季长养之气减少。姚绍虞曰:"奉者,自下而上,从此达彼之辞。天地之气,生发于春,长养于夏,收敛于秋,归藏于冬,缺一不可,倒置不可。冬之藏,秋所奉也;秋之收,夏所奉也;夏之长,春所奉也;春之生,冬所奉也。苟不能应春而反逆其生发之气,至夏自违其融合之令,是所奉者少。"下文"奉收""奉藏""奉生"之义亦是如此。

⑥蕃秀:形容夏季万物生长茂盛的自然景象。王冰曰:"蕃,茂也,盛也。秀,华也,美也。"

⑦华实:意为开花结实。华,同"花"。

⑧华英成秀:指精神饱满。张介宾曰:"华英,言神气也。"秀,茂盛,秀美,引申为旺盛、充沛。

⑨若所爱在外:是指阳气应宣发于外,应汗出于外。又,马莳曰:"若有所爱于外,而无所郁。"指心情舒畅外向。可参。

⑩痎(jiē)疟:疟疾的总称。张介宾曰:"心伤则暑气乘之,至秋而金气收敛,暑邪内郁,于是阴欲入而阳拒之,故为寒;火欲出而阴束之,故为热。金火相争,故寒热往来而为痎疟。"

⑪冬至重病:丹波元简曰:"据前后文例,四字恐剩文。"可从。

⑫容平:指秋季气象平定,万物成熟,形态平定,不再生长的自然景象。容,万物之容貌;平,平定。

⑬天气以急,地气以明:杨上善曰:"天气急者,风清气凉也。地气明者,山川景净也。"

⑭秋刑:张介宾曰:"肃杀之气"。盖秋天的气候能使草木凋谢,能使人体内的阳气收敛,所以称之为"秋刑"。

⑮闭藏:形容冬季阳气闭藏,生机潜伏的自然景象。马莳曰:"阳气已伏,万物潜藏,故气象谓之闭藏也。"

⑯坼(chè):裂开、分裂。

⑰无泄皮肤,使气亟夺:无令频繁汗出,使阳气耗散。亟,多次、频数之意。夺,耗夺,剥夺。

⑱痿厥：指四肢软弱无力而逆冷。吴崑曰："痿者，肝木主筋，筋失其养，而手足痿弱也。厥，无阳逆冷也。"

【原文】夫四时阴阳者，万物之根本也。所以圣人春夏养阳，秋冬养阴①，以从其根，故与万物沉浮于生长之门②。逆其根，则伐其本，坏其真③矣。

故阴阳四时者，万物之终始也，死生之本也，逆之则灾害生，从之则苛疾④不起，是谓得道⑤。道者，圣人行之，愚者佩⑥之。从阴阳则生，逆之则死；从之则治，逆之则乱。反顺为逆，是谓内格⑦。

【词解】

①春夏养阳，秋冬养阴：春夏顺从生长之气蓄养阳气，秋冬顺从收藏之气蓄养阴气。即春养生，夏养长，秋养收，冬养藏。

②与万物沉浮于生长之门：意为人同自然万物一样，在生长收藏的生命过程中运动发展。沉浮，犹言降升，意为运动。门，门径，道路。

③真：有"身"义。《淮南子·本经训》高诱注云："真，身也。"

④苛疾：严重疾病。王冰曰："苛者，重也。"

⑤得道：指掌握了养生之道。

⑥佩：通"倍"，违反之意。《荀子·大略》曰："一佩易之。"杨倞注："佩，或为倍。"《说文》云："倍，反也。"

⑦内格：人体脏腑气血活动与自然阴阳变化不相适应。王冰曰："格，拒也。谓内性格拒于天道也。"

【按语】"春夏养阳，秋冬养阴"理论

《素问·四气调神大论》以"四时阴阳者，万物之根本"为理论依据，提出了"春夏养阳，秋冬养阴"的养生原则。"春夏养阳，秋冬养阴"的本义是指春夏养阳，即养生养长；秋冬养阴，即养收养藏。春夏阳气生长，养生应助养阳气；秋冬阳气收藏，养生应蓄养阴精。根据"四时阴阳者，万物之根本"的理论原则，强调了人与自然界的四时阴阳保持协调统一的重要性。具体养生方法《素问·四气调神大论》也进行详述，如起居作息要适合四季的昼夜长短，春夏要多进行室外活动，秋冬要安居少出；精神情志也要顺应四时，春夏要欢快活泼，秋冬要恬静内藏等。

后世医家对《内经》这一养生原则有所发挥，主要有以下几种：

(1)以唐代王冰为代表，从阴阳互制而论。认为春夏阳盛，宜食寒凉以制其阳，"全阴则阳气不极"；秋冬阴盛，宜食温热以抑其阴盛，"全阳则阴气不穷"。养，即制也，通过互制，达到互养，使阴阳不偏，平衡协调。

(2)以明代张介宾为代表，从阴阳互根而论。认为阳为阴之根，养春夏之阳是为了养秋冬之阴，故春夏应避风凉生冷，以免伤其阳气而患疟泻等病；阴为阳之基，养秋冬之阴是为了养春夏之阳，故秋冬应忌纵欲过热，以免伤其阴气而患火证。

(3)以清代张志聪为代表，从阴阳虚盛而论。认为"春夏之时，阳盛于外而虚于内；秋冬之时，阴盛于外而虚于内。故圣人春夏养阳，秋冬养阴，以从其根而培养也。"其意以内为根，春夏人的阳气内虚，故养阳为从其根；秋冬人的阴气内虚，故养阴以从其根。

（4）以明代马莳、清代高世栻为代表，从顺应四时规律立论。因为万物生于春，长于夏，收于秋，藏于冬，人亦应之，所以春夏当顺应生长之气以养阳，秋冬当顺应收藏之气以养阴。

"春夏养阳，秋冬养阴"的养生原则，不仅用于指导养生，后世亦常应用于疾病的治疗上，主要是指春夏治病要注意加用升浮药，秋冬治病要加用沉降药。如明代李时珍在《本草纲目》（卷一·四时用药例）中据此提出了顺应四时的用药方法："故春月宜加辛温之药，薄荷、荆芥之类，以顺春升之气；夏月宜加辛热之药，香薷、生姜之类，以顺夏浮之气；秋月宜加酸温之药，芍药、乌梅之类，以顺秋降之气；冬月宜加苦寒之药，黄芩、知母之类，以顺冬沉之气，所谓顺时气而养天和也。"

此外，很多医家还根据对文义的不同理解，提出了许多新的观点，对临床来说不无裨益，如冬病夏治，夏病冬治；春夏温补阳气，秋冬滋养阴液；春夏调理心肝，秋冬调理肺肾；春夏顾护六腑，秋冬调补五脏；或依据体质偏颇补救等。

【原文】是故圣人不治已病治未病，不治已乱治未乱，此之谓也。夫病已成而后药之，乱已成而后治之，譬如渴而穿井，斗而铸锥①，不亦晚乎！

【词解】锥：指兵器，武器。

【按语】"治未病"思想

《内经》十分强调疾病的早期诊断治疗，以及早期预防的重要性。在疾病早期或未发病时治疗，可以收到更好的治疗效果，而如果发病了或久病后再治疗，就会因疾病病机复杂、病邪羁绊缠绵，而使治疗的难度加大。故《内经》"治未病"思想主要包含两个方面，其一未病先防，其二既病防变。未病先防，是指在疾病发生之前，积极做好各种预防措施，防止疾病的发生，以达到延年益寿的目的；既病防变，是指疾病已经发生，则争取早期诊断、早期治疗，防止疾病的发展与传变。要做到早防早治，就应该非常熟练地掌握三部九候等诊断方法，通过四诊合参，达到见微知著，发现疾病的蛛丝马迹，这样才能及时根据病情施治，而不致使疾病进一步发展、恶化，达到救其萌芽的上工的水平。

《内经》的"治未病"思想影响深远，得到了后世医家倡导与发扬。《难经·七十七难》中指出"经言上工治未病，中工治已病者，何谓也？然：所谓治未病者，见肝之病，则知肝当传之于脾，故当先实其脾气，无令得受肝之邪，故曰治未病焉。"东汉张仲景在《金匮要略》中亦云："夫治未病者，见肝之病，知肝传脾，当先实脾。"晋代葛洪提出："是以圣人消未起之患，治未病之疾，医之于无事之前，不追于既逝之后。"元代朱丹溪曰："与其救疗于有疾之后，不若摄养于无疾之先，盖疾成而后药者，徒劳而已。是故已病而后治，所以为医家之法；未病而先治，所以明摄生之理。夫如是，则思患而预防之者，何患之有哉？此圣人不治已病治未病之意也。"明代徐春圃在批评不知治病于微时时指出："今人治已病不治未病，盖谓病形未著，不加慎防，直待病势已著，而后求医以治之，则其微之不谨，以至于著,斯可见矣。"

第三节 《生气通天论》

【原文】黄帝曰:阳气者若天与日①,失其所②,则折寿而不彰③,故天运④当以日光明,是故阳因而上卫外者也⑤。

因于寒,欲如运枢⑥,起居如惊⑦,神气乃浮⑧。因于暑,汗,烦则喘喝⑨,静则多言⑩,体若燔炭,汗出而散⑪。因于湿,首如裹⑫,湿热不攘⑬,大筋緛短,小筋弛长⑭,緛短为拘,弛长为痿。因于气⑮,为肿,四维相代⑯,阳气乃竭。

【词解】
①阳气者,若天与日:阳气之于人的重要作用,如同大自然之中太阳的重要作用一样。

②失其所:指阳气运行失常,失去其应居之处所。所,《太素》作"行",可参。

③折寿而不彰:指人的生命夭折而不彰著于世。

④天运:自然万物的运动。

⑤阳因而上,卫外者也:此言人体的阳气,犹如天上的太阳向上向外布散,起着护卫肌表,抵抗外邪的作用。因,顺应、依顺之意。

⑥运枢:转动的门轴。比喻人体阳气有如户枢那样主司肌表腠理开阖的作用。

⑦起居如惊:言生活作息没有正常的规律。起居,泛指生活作息。惊,暴卒之意。

⑧神气乃浮:指阳气开合失序而浮散损伤。吴崑将"欲如运枢,起居如惊,神气乃浮"三句移至上文"阳因而上,卫外者也"句下,并将"体若燔炭,汗出而散"二句移至"因于寒"句后。如此,则文通理顺,可参。

⑨烦则喘喝:指暑热内盛导致烦躁,喘声喝喝。

⑩静则多言:指暑热伤及心神所致的神昏、多言。静,相对于烦躁而言,指神昏。

⑪体若燔炭,汗出而散:身体发热如燃烧之炭火热度之高,如有汗出,则热随汗而外散。

⑫首如裹:指头部沉重不爽,如物裹缠。

⑬攘(rǎng):消除,去除。

⑭大筋緛(ruǎn)短,小筋弛长:此二句为互文,意为大筋、小筋或短缩,或弛长。緛,收缩。弛,松弛,弛缓。

⑮气:指风气。高世栻曰:"气,犹风也。《阴阳应象》云:'阳之气以天地之疾风名之。'故不言风而言气。"

⑯四维相代:意为寒、暑、湿、气(风)四种邪气更替伤人。四维,即四隅,指上文风、寒、暑、湿四时邪气。代,更代。

【按语】

1.人体的阴阳与自然界的阴阳的关系

"生之本,本于阴阳",人作为自然界之生命体,起源于自然、演化于自然和生存于自然,与天地存在着同源、同律和同道之整体同一关系,故人与自然和则生、逆则死,顺应自然界是保障生命之根本。

2.强调阳气对于人体生命活动的重要性

经文根据天人合一的思想,应用取象比类的方法从生理、病理两个方面,论述人身阳气的重要作用。人身阳气就像自然界中的太阳一样,运转不息,向上布散,温养人体,护卫肌表,抵抗外邪。倘若人身阳气运行失常,功能衰退,失去护卫肌表,抵抗外邪的作用,便会经常受到外邪侵袭,轻者折损寿命,重者造成死亡。这些认识为后世重阳学派的创立与发展,提供了理论依据。

3.外邪致病的特点

阳失卫外,外邪侵犯,寒、暑、湿、气(风)四种邪气,有各自的致病特点,发生不同的病证。寒主收引,故寒邪外束,阳气被郁,症见发热体若燔炭,并伴恶寒、无汗、脉浮紧等。此邪在表,若有汗出,则热随汗泄。暑为阳邪,其性炎热,暑邪外袭,易逼津外出,扰动心肺,故汗多心烦、喘喝有声;暑热内扰神明,神识昏乱,则见神昏,多言。湿为阴邪,其性重浊,易困遏清阳,阻滞气机。感受湿邪,使清阳之气受阻,不能上达头面,则见头重而胀,甚至昏蒙,如以物包裹之状。湿邪中人,郁而化热,湿热交并,阻滞筋脉,气血不能通达濡润,致使筋失所养,或为短缩而拘急,或为松弛而萎缓不用,从而表现为肢体运动障碍之类病证。风邪外袭,肺肾功能失调,行水、主水功能失司,出现头面甚或全身水肿,《素问·水热穴论》称之为风水。

【原文】黄帝曰:阳气者,烦劳则张①,精绝,辟积②于夏,使人煎厥③。目盲不可以视,耳闭不可以听,溃溃乎若坏都④,汩汩乎不可止⑤。阳气者,大怒则形气绝,而血菀于上,使人薄厥⑥。有伤于筋,纵,其若不容⑦。汗出偏沮⑧,使人偏枯。汗出见湿,乃生痤疿⑨。高梁之变,足生大丁⑩,受如持虚。劳汗当风,寒薄为皶⑪,郁乃痤。

精气者,精则养神,柔则养筋⑫。开阖不得,寒气从之,乃生大偻⑬。陷脉为瘘⑭,留连肉腠。俞气化薄,传为善畏,及为惊骇。营气不从,逆于肉理,乃生痈肿。魄汗未尽,形弱而气烁,穴俞以闭,发为风疟。

【词解】

①烦劳则张:指阳气因过劳而亢盛于外。烦,通"繁",多的意思。张,亢盛之意。

②辟积:积累重复,反复发生。辟,通"襞",即衣裙褶。

③煎厥:古病名,指阳气亢盛,煎熬阴精,虚火上炎,阴精竭绝而致气逆昏厥的一种病证。

④溃溃乎若坏都(zhǔ):形容煎厥证来势凶猛,如同洪水泛滥,堤坝溃坏。溃溃:形容洪水泛滥的样子。都,通"潴",即蓄水之处,此处引申为堤坝。

⑤汩汩(gǔ)乎不可止:形容煎厥证发展迅速,如同水流急速,不可遏止。汩汩,水急流之声。

⑥薄厥:古病名,指因大怒而迫使气血上逆所致的昏厥证。

⑦其若不容:指肢体不能随意运动。容,通"用"。

⑧汗出偏沮(jǔ):意为应汗出而半身无汗。沮,阻止。

⑨痤(cuó)疿(fèi):痤,疖子;疿,通"痱",汗疹,俗称痱子。

⑩高梁之变,足生大丁:过食肥甘厚味之品,会使人产生疔疮病变。高,通"膏",脂肪类食物。梁,通"粱",指细粮。足,胡澍《素问校义》云:"当作'是'字之误也……'是'犹'则'也。"丁,通"疔",疔疮。

⑪皶(zhā):粉刺。

⑫精则养神,柔则养筋:当作"养神则精,养筋则柔"理解,即阳气养神则人精明聪慧;养筋则筋脉柔和,屈伸自如。

⑬大偻(lǚ):指曲背弯腰、不能直立的病证。

⑭瘘(lòu):指漏下脓水的瘘管。

【按语】

1.阳气功能失常的病机变化

经文主要论述了阳气的生理功能以及各种原因导致阳气的运行失常所产生的病变。阳气的生理功能主要有卫外和温养的作用,影响阳气正常运行的因素则有六淫侵袭(寒、暑、湿、风)、七情过激(大怒)、烦劳过度(烦劳)、饮食不节(膏粱之变)等,所致病变既有外感,亦有内伤,更有痤、疿、疔、皶等皮肤疾病,说明了阳气失常致病的广泛性,以及病机变化多样性,如煎厥的阳亢阴竭,薄厥的阳气逆乱,偏枯的阳气偏阻,疔疮的阳热蓄积,痤疿的阳气郁遏等。

2.阳虚邪恋导致各种变证

若阳气开合失司,外邪入侵,久留不去,损伤阳气,则易致阳虚邪恋的诸种病证。如阳虚寒邪入侵,筋失温养而拘急,则可致背曲不能直立的大偻病;寒邪凝滞,使营卫失调,凝阻于肌肉之间,则可发为痈肿;若寒邪深陷经脉,气血凝滞,久则经脉败漏,积久发为溃疡,形成瘘管,脓水时漏,久不收口;寒邪留连肉腠,由腧穴内传五脏,脏病神失所主,则可见种种情志症状;若阳气素虚,卫表不固,汗出不止,风寒乘虚而入,正虚邪陷,不能外达,则可发为风疟之病等。

3.阳气病变的预后及治疗

阳气失常的各种病证,若治不及时,或治不得法,则可进一步发生传变,或令阳气蓄积不行,上下不相交通,阴阳否隔不通,预后不佳。对此,本文对阳气蓄积阻塞不通的阳热实证提出了"隔者当泻"的治疗原则,并指出,如果对当泻之证迟疑不决,未能及时采取正确的治疗措施,则属于粗工所造成的治疗失误。"隔者当泻",须急以通泻之法,消散邪气,使人体上下通利,阳气恢复正常。如东汉张仲景治疗邪入阳明、燥屎内结之阳明腑实证采用大承气急下,引火热从大肠而出,使津液不致尽劫,深得《内经》之精髓,且补《内经》有法无方之缺漏。

4.阳气温养作用的临床意义

原文中提到"阳气者,精则养神,柔则养筋",说明保护阳气的功能,对人的健康非常重要。因为阳气充足,运行流通,不仅能温养形体柔软筋脉,而且能温养精神,使人精神活动旺盛。这具有重要临床意义,提示临床上,若阳气不足或者不能运行流通,则形体和精神都有可能发病而无法"形神合一"。如阳气失常,一方面会出现筋脉拘挛等躯体病证,另一方面也可能出现精神萎靡,甚至抑郁等神志病证。所以要求医生在治疗四肢关节病方面要温通阳气,对于抑郁症等神志病也可以考虑从温补阳气来治疗。经文还阐述了阳气的昼夜消长规律,说明古人十分重视时间变化对人生命活动的影响,这种规律对养生和疾病的诊断、治疗都有指导意义。

【原文】黄帝曰:故阳气者,一日而主外①,平旦阳气生,日中而阳气隆,日西而阳气已虚,气门②乃闭。是故暮而收拒,无扰筋骨,无见雾露,反此三时③,形乃困薄④。

岐伯曰:阴者,藏精而起亟也⑤;阳者,卫外而为固也⑥,阴不胜其阳,则脉流薄疾⑦,并乃狂⑧。阳不胜其阴,则五脏气争⑨,九窍不通。是以圣人陈阴阳⑩,筋脉和同⑪,骨髓坚固,气血皆从。如是则内外调和,邪不能害,耳目聪明,气立如故⑫。

风客淫气,精乃亡,邪伤肝也。因而饱食,筋脉横解⑬,肠澼为痔⑭。因而大饮,则气逆。因而强力⑮,肾气乃伤,高骨⑯乃坏。

凡阴阳之要,阳密乃固⑰。两者不和,若春无秋,若冬无夏。因而和之,是谓圣度⑱。故阳强不能密,阴气乃绝⑲;阴平阳秘,精神乃治⑳;阴阳离决,精气乃绝。

【词解】

①一日而主外:张介宾曰:"昼则阳气在外也。"一日,指白天。

②气门:此指汗孔。

③三时:指平旦、日中、日西三个时段。

④形乃困薄:形体困顿而衰薄。

⑤阴者,藏精而起亟(qì)也:五脏所藏蓄的阴精,不断地起而与阳气相应,以供养阳气。亟,频数。

⑥阳者,卫外而为固也:阳主卫外,阳气为阴精固密于外,使阴精能固守于内而不外泄。

⑦脉流薄疾:指经脉中的气血流动急迫快速。薄,通"迫"。

⑧并乃狂:指阳邪入于阳分,阳热内盛,扰乱神明而发为狂病。并,交并、合并,引申为聚合。

⑨五脏气争:五脏功能失调。高世栻曰:"争,彼此不和也。"

⑩陈阴阳:即调和阴阳。陈,陈列,引申为调和。

⑪筋脉和同:指筋脉的功能协调。和同,即和谐、调和。

⑫气立如故：意为脏腑经络之气运行如常。一说气立，谓人必依靠天地四时阴阳之气而有此生命。吴崑曰："气立者，人受天地之气以立命，故有生调之气立。"

⑬筋脉横解：谓筋脉弛纵不收。横，放纵；解，同"懈"，松弛。

⑭肠澼为痔：指便下脓血和痔疮。

⑮强力：自持身强而房劳无度。王冰注："强力，谓强力入房也。"

⑯高骨：腰间脊柱棘突。

⑰阳密乃固：阳气致密于外，阴精才能固守于内。

⑱圣度：即最高的养生及治疗法度。张志聪曰："谓圣人调养之法度。"

⑲阳强不能密，阴气乃绝：指阳气过亢，浮散失密，不能发挥其正常的卫外、固护阴精的作用，使阴精外泄或者耗伤，以至尽竭。张介宾曰："强，亢也。孤阳独用，不能固密，则阴气耗而竭绝矣。"

⑳阴平阳秘，精神乃治：阴平与阳秘是互文，即阴阳平秘。平秘，平和协调之意。人身阴阳平和协调，是精与神化生的基础，也是健康的保证，否则阳气烦劳则张，阴气躁则消亡。张介宾曰："人生所赖，惟精与神。精以阴生，神从阳化，故阴平阳秘，则精神治矣。"

【按语】

1. 顺应昼夜阳气消长以防病

原文把一天分为三时，即朝升昼盛暮降，人与天地相应，其阳气皆随自然阴阳的升降而消长。顺应昼夜阳气生发、隆盛、虚衰的变化规律，调节起居活动，保护人体阳气，免受外邪侵袭，防止疾病发生。这是《内经》"天人相应"学术观念在养生防病方面的具体体现。

2. 阳气与阴精的关系

经文指出了阴阳互根互用的关系，阳气的主导作用以及阴阳失调的危害性，从而强调阴阳协调的重要意义。经文提出："阴者藏精而起亟也，阳者卫外而为固也。"说明阴阳之间不仅有对立制约关系，同时也存在互根互用关系，即阴为阳之基，阳为阴之用。彼此都以对方的存在作为自己存在的条件，没有阴，就无所谓阳，没有阳，也就无所谓阴。正所谓"孤阴不生，独阳不长"。这种既对立又互根互用的辩证关系，构成了《内经》阴阳学说的基本思想。虽然生命健康的保证取决于阴阳对立统一的协调平衡，但经文还是强调在这种关系中阳气是起主导作用的，认为"阴阳之要，阳密乃固"，只有阳气致密于外，阴精才能固守于内，否则"阳强不能密，阴气乃绝"。阴阳相对来说，阳主动，阴主静，阳气源于天，阴精本于地。阳气温煦机体，卫外御邪且固护阴精；阴精内藏于五脏，并响应阳气之需求，为阳气之化源。但总体上又必须保持"清静宁谧"的状态，才能维持"阴平阳秘，精神乃治"的生理活动。所以《素问·痹论》指出："阴气者，静则神藏，躁则消亡。"都是强调阴阳协调宁静，才能健康不病。如果这种协调关系被打破，若"两者不和"，或"阴不胜其阳"，或"阳不胜其阴"，即为病理；严重时会出现"阴阳离决，精气乃绝"的危候。因此，调和阴阳就成为防病治病的重要法则。

第四节 《阴阳应象大论》

【原文】黄帝曰：阴阳者，天地之道也，万物之纲纪①，变化之父母②，生杀之本始③，神明之府④也，治病必求于本⑤。故积阳为天，积阴为地⑥。阴静阳躁⑦，阳生阴长，阳杀阴藏⑧。阳化气，阴成形⑨。寒极生热，热极生寒。寒气生浊，热气生清⑩。清气在下，则生飧泄⑪；浊气在上，则生䐜胀⑫。此阴阳反作，病之逆从也。

【词解】
①纲纪：即纲领。
②父母：指本原、根本。
③生杀之本始：事物产生与消亡的本原、由来。
④神明之府：指自然界事物运动变化的内在动力之所在。《淮南子·泰族训》云："其生物也，莫见其所养而物长；其杀物也，莫见其所丧而物亡，此之谓神明。"府，居舍、藏物之所。
⑤治病必求于本：诊治疾病当推求阴阳之本而调之。本，本原，指阴阳。
⑥积阳为天，积阴为地：轻清之阳气上升积聚而成天，重浊之阴气下降凝聚而成地。
⑦阴静阳躁：阳性动，阴性静。躁，即动。
⑧阳生阴长，阳杀阴藏：此为互文，指阴阳主万物的生长，又主万物的杀藏。杀，消亡。
⑨阳化气，阴成形：此言阴阳的功能。阳动而散，可将有形之物化为无形之气；阴静而凝，可将无形之气凝结为有形之物。
⑩寒气生浊，热气生清：寒气阴冷凝固，故可生成浊阴；热气温热升腾，故可产生清阳。
⑪飧泄：病证名，指腹泻物中带有不消化食物。
⑫䐜胀：即胸膈胀满。䐜，胀之意。

【原文】黄帝曰：故清阳为天，浊阴为地；地气上为云，天气下为雨；雨出地气，云出天气。故清阳出上窍，浊阴出下窍①；清阳发腠理，浊阴走五脏②；清阳实四肢，浊阴归六腑③。

【词解】
①清阳出上窍，浊阴出下窍：谓饮食所化之精微及吸入的自然之气，上升化布散于头面七窍，以成发声、视觉、嗅觉、味觉、听觉等功能；食物的糟粕和废浊的水液，其重浊沉降，由前后二阴排出。上窍：指眼、耳、口、鼻；下窍：指前后二阴。
②清阳发腠理，浊阴走五脏：饮食所化之精微，其轻清部分外行于腠理肌表以温养之，其浓稠部分内注于五脏以濡养之。此清阳指卫气，浊阴指精血津液。

③清阳实四肢,浊阴归六腑:谓饮食物化生的精气,充养于四肢;其代谢后的糟粕,由六腑排出。

【按语】

1. 阴阳的基本概念与阴阳学说的基本内容

上两节论阴阳的基本概念和阴阳学说的基本内容。首先指出世界上的一切事物都是在不断的运动、变化、新生和消亡着的。事物之所以能运动变化发展,根源就在于事物本身存在着相互对立统一的阴阳两个方面。然后进一步通过天地、燥静、寒热、云雨等自然现象的相互对立、相互依存、相互转化的关系,提出了阴阳学说的基本内容是对立制约、互根互用、消长平衡和相互转化。阴阳是自然界事物运动变化的总规律,也是人体生命的法则和规律。阴性静、重浊而下降,阳性动、清轻而上升;阳主化气,阴主成形;阴阳两者相依相召、互根互用、互藏互化。阴阳之气相交,决定了自然万物的发生、发展以至消亡,也是形成自然气象、气候、物候变化的根本原因。人依赖于自然而生存,人的生命活动遵循自然阴阳运动的基本规律,因此人之疾病发生的根本原因就在于"阴阳反作",治疗疾病必须抓住阴阳这个根本。

2. 地气上为云,天气下为雨

一般来说,阳主升,阴主降,这是阴阳运动的基本规律,但《素问·阴阳应象大论》却提出了"地气上为云,天气下为雨"的阴升阳降的理论,看起来似乎矛盾。其实根据阴阳的可分性,阴中有阳,阳中有阴。天气虽然为阳,但要通过阴寒的凝聚作用,才能下降为雨,这种寒凝作用,就是阳中之阴;地气虽然为阴,但要经过阳热的蒸腾作用,才能上升为云,这种蒸腾作用就是阴中之阳。正如明代马莳曰:"地虽在下,而阴中之阳者升,故其上升为云;天虽在上,而阳中之阴者降,故其下为雨。"所以本文的"地气上为云,天气下为雨"与阳升阴降的特性并不矛盾。

3. 治病必求于本

"治病必求于本"之"本"指阴阳。此句从哲学的高度揭示了治疗疾病的总则,即以调节阴阳为治疗总纲,故《素问·至真要大论》云:"谨察阴阳所在而调之,以平为期。"疾病的发生,从根本上说是阴阳的相对平衡协调遭到了破坏,出现偏盛偏衰的结果。所以在诊断疾病时,最重要的是先分清阴阳,辨识疾病究竟是阴证还是阳证,治疗时总的原则就是要恢复"阴平阳秘,精神乃治"的协调状态。总之,抓住了阴阳这个总纲,认识和治疗疾病就不会出现大的偏差。

【原文】黄帝曰:水为阴,火为阳①。阳为气,阴为味②。味归形,形归气③,气归精,精归化④;精食气,形食味⑤,化生精,气生形⑥。味伤形,气伤精⑦;精化为气,气伤于味⑧。

阴味出下窍,阳气出上窍⑨。味厚者为阴,薄为阴之阳。气厚者为阳,薄为阳之阴⑩。味厚则泄,薄则通。气薄则发泄,厚则发热⑪。壮火之气衰,少火之气壮⑫。壮火食气,气食少火。壮火散气,少火生气⑬。气味,辛甘发散为阳,酸苦涌泄⑭为阴。

阴胜则阳病,阳胜则阴病⑮。阳胜则热,阴胜则寒⑯。重寒则热,重热则寒。

【词解】

①水为阴，火为阳：水润下而寒，故为阴；火炎上而热，故为阳。张介宾注："水火者，即阴阳之征兆，阴阳者，即水火之性情。"

②阳为气，阴为味：药物饮食之气，因其无形而升散，所以为阳。药物饮食之味，因其有质而沉降，所以属阴。张介宾曰："气无形而升，故为阳；味有质而降，故为阴，此以药食气味言也。"

③味归形，形归气：药物饮食五味有滋养人之形体作用，而形体又依赖于真气的充养。归，归附、归属之义，在此有滋养、充养、化生的意思。形，指形体，包括脏腑精血等有形物质。气，指人体的真元之气。张志聪曰："阴为味，阴成形。地食人以五味，以养此形，故味归形。阳化气，诸阳之气，通会于皮肤肌腠之间，以生此形，故形归气。"

④气归精，精归化：药物饮食之气有化生成人体阴精的作用，而人体的阴精又依赖气化功能产生。气，指药食之气。化，气化、化生。马莳曰："所谓精归化者，以化生此精也。化为精之母，故精归于化耳。"

⑤精食气，形食味：补充说明"气归精，味归形"。食，音义同饲，以食予人也。马莳注："其曰精食气者，明上文气归精也。其曰形食味者，明上文味归形也。"

⑥化生精，气生形：补充说明"精归化""形归气"。精归化，故化生精。形归气，故气生形。

⑦味伤形，气伤精：是味归形、形食味及气归精、精食气的太过自伤。马莳注："夫味归形而形食味，则凡物之味，固所以养形也，然味或太过，适所以伤此形耳。如《生气通天论》第十节'阴之所生，本在五味，阴之五宫，伤在五味'一节之义，及下文肝经在味为酸，而酸又伤筋是也。气归精而精食气，则凡物之气，固所以养精也，然气或太过，适所以伤此精耳。"

⑧精化为气，气伤于味：阴精化生人体的元气，药物饮食之味太过又耗伤人体的元气。气，这里指人体真元之气。张介宾曰："精化为气，谓元气由精而化也。……然上文既云气归精，是气生精也，而此又曰精化气，是精生气也。二者似乎相反，而不知此正精气互根之妙，以应上文天地雨云之义也……上文曰味伤形，则未有形伤而气不伤者，如云味过于酸，肝气以津，脾气乃绝之类，是皆味伤气也。"

⑨阴味出下窍，阳气出上窍：凡药物饮食之味属阴，多沉降下行而走下窍；凡药物饮食之气属阳，多升散上行而达上窍。

⑩味厚者为阴，薄为阴之阳。气厚者为阳，薄为阳之阴：味为阴，味厚为阴中之阴（纯阴），薄为阴中之阳；气为阳，气厚为阳中之阳（纯阳），薄为阳中之阴。张介宾曰："此言气味之阴阳，而阴阳之中，复有阴阳也。"阴之阳，即阴中之阳；阳之阴，即阳中之阴。王冰曰："阳为气，气厚者为纯阳；阴为味，味厚者为纯阴。故味薄者为阴中之阳；气薄者为阳中之阴。"

⑪味厚则泄，薄则通。气薄则发泄，厚则发热：味厚为阴中之阴，有泄泻作用，如大黄

之属;味薄为阴中之阳,有通利小便作用,如木通之属。气薄为阳中之阴,有发汗解表作用,如麻黄之属;气厚为阳中之阳,有助阳发热作用,如附子之属。

⑫壮火之气衰,少火之气壮:本义是药食气味纯阳者易化壮火令正气虚衰,药物饮食气味温和者易化为少火令正气盛壮。壮火,指药物饮食气味纯阳的作用。少火,指药物饮食气味温和的作用。气,指正气。之,作使、令解。后世对壮火、少火的含义有进一步的发挥,认为壮火即病理之火,少火为生理之火。

⑬壮火食气,气食少火。壮火散气,少火生气:药物饮食的纯阳作用消蚀人体的元气,人体的元气赖药物饮食的温和作用;药物饮食的纯阳作用耗散人体的元气,药物饮食的温和作用补养人体的元气。前"食"字,是消蚀的意思,后"食"字,音义同饲。

⑭涌泄:泛指呕吐泄泻。

⑮阴胜则阳病,阳胜则阴病:本指过用酸苦涌泄药,则机体阳气损伤;过用辛甘发散药,则机体阴精耗损。阴胜,指酸苦涌泄太过;阳胜,指辛甘发散太过。后世对此又有新的发挥,认为阴邪偏胜,则伤阳气;反之阳邪偏胜,则伤阴,以此成为中医学病机总纲。

⑯阳胜则热,阴胜则寒:本指用辛甘药太过,就产生热病;用酸苦药太过,就产生寒病。后世又发挥为:阳邪胜致热病,阴邪胜致寒病。

【按语】

1. 药食之气味在人体中的气化过程

《素问·阴阳应象大论》以阴阳学说解释药食对人体的作用机理,为运用药食养生治病奠定了基础。根据药食作用的不同属性分成"气"和"味"两类,气属阳而味属阴,人身之形与精亦分属阴阳,根据同气相求、阴阳转化的原则,形成"味归形""形归气"与"气归精""精归化"的理论。具体来说,药物饮食进入人体后,其气和味分别转化为人体的形、精、气。其转化过程和相互关系为:一是药物饮食之气平和,能化生阴精,阴精在气化作用下,能充养人体之气;二是药物饮食之味平和,能滋养形体;三是人体之气既能化生阴精,也能充养形体。可见注重药物饮食之气和味的协调平和,能使阴精充盛,元气充沛,形体健壮,延年益寿。因此,人之形与精的不足,可分别使用药食之"味"或"气"来补养。

反之,若药食之"气""味"太过或不及,既能耗伤阴精,又能损害形体,还能消蚀人体之气,从而产生种种病证,甚至早衰短寿,即"味伤形,气伤精""气伤于味"。其机理正如《素问·至真要大论》所云:"五味入胃……久而增气,物化之常也,气增而久,夭之由也。"中药、方剂就是根据药物的不同气和味来治疗疾病的,药膳、食物养生之理也是利用药食气味之偏纠正人体之偏而益寿延年的。这些认识对临床指导意义很大,要求医生处方用药先要明人体阴阳之理,处方用药要"和"字当先。经文对后世药物和方剂配伍的发展也有很大的指导作用。

《素问·阴阳应象大论》经文提到"形归气""精归化""化生精""气生形",说明人体之气可以通过"气化"作用生精、养形。揭示了人的气化功能的形式和重要意义。《素问·灵兰秘典论》云:"膀胱者,州都之官,津液藏焉,气化则能出矣。"这里不仅明确提出了

"气化"的概念,还将气化与脏腑联系起来,奠定了中医气化学说的理论基础。气化可以说是机体生命的最本质特征,对构建整个中医基础理论框架起着举足轻重的作用。

药物饮食进入人体之后,其气与味分别转化为人体的形、精、气、化,药物饮食的气、味与人体的形、精、气、化之间的相互转化关系,体现了阴阳互根和阴阳转化的辩证关系,对后世精气互根理论的产生有重要影响,对临床治疗用药更有指导意义。张介宾说:"善补阳者,必于阴中求阳,则阳得阴助而生化无穷;善补阴者,必于阳中求阴,则阴得阳生而泉源不竭。""善治精者,能使精中生气;善补气者,能使气中生精。"其理即根源于此。对虚损性疾病,运用阴中求阳,阳中求阴的原则指导方剂配伍,可以提高临床治疗的效果。

2.药物饮食气与味的阴阳属性及其性能

药物饮食不仅有气味之别,气味还有厚薄之分。气为阳,则气厚为阳中之阳,气薄为阳中之阴;味为阴,则味厚为阴中之阴,味薄为阴中之阳。因此,凡是药物饮食,气厚者有助阳发热的作用,气薄者有发汗解表的作用;味厚者有泄泻的作用,味薄者有通利小便的作用。此外,药物饮食的五味也分阴阳。辛走气而性散,甘走脾而灌溉四旁,所以辛甘为阳而有发散作用。酸主收敛,又依赖春生木性而上涌,苦主泻下,又炎上作苦,所以酸苦为阴而有涌泻作用。

以阴阳的道理,对药物饮食气味厚薄及其作用进行了阐释,这种说明和解释构成中药药理学的基本理论之一,为后世药物性能的归类和药物学的发展奠定了基础。

3.壮火、少火的概念及其对人体的影响

对于文中"壮火""少火"的含义,后世注家有进一步的发挥。如王冰、张志聪、张介宾认为壮火、少火的"火"是指人体的阳气。张介宾注:"火,天地之阳气也。天非此火,不能生物;人非此火,不能有生。故万物之生,皆由阳气。但阳和之火则生物,亢烈之火反害物,故火太过则气反衰,火和平则气乃壮。壮火散气,故云食(shí)气,犹言火食此气也。少火生气,故云食(sì)火,犹言气食此火也。此虽承气味而言,然造化之道,少则壮,壮则衰,自是如此,不特专言气味者。"将少火释为生理之火,壮火释为病理之火。显然,这些发挥使原文的适用范围不仅仅局限于药物饮食气味的阴阳寒热,更发展到对人体生理、病理的认识了。

4.阴阳偏盛的病理表现

"重寒则热,重热则寒"本指重复(或反复)应用寒性药则生热性病;反复(过用)热性药则生寒性病。若久服酸苦之味,酸化木,苦作火,易从木火热化。若久服辛甘之味,辛化金,甘化土,易从凉湿寒化。《素问·至真要大论》云:"久而增气,物化之常也,气增而久,夭之由也。"后世对此也有新解,引申为对人体阴阳偏盛病理变化的概括:反复感受寒邪会成热证,反复感受热邪会生寒证。如马莳曰:"然阴胜虽寒,而寒之又寒,是重寒也,寒久则热生,如今冬感于寒,是重寒也,而至春为温,至夏为热,非重寒则热乎。阳胜虽热,而热之又热,是重热也,热久则寒生,如今病热极者而反生寒栗之类。"张介宾曰:"此即上文寒极生热,热极生寒之义。盖阴阳之气,水极则似火,火极则似水,阳盛则隔阴,阴盛则隔阳，故有真寒假热，真热假寒之辨，而此错认。则死生反掌。""极"则变，为事物本质之变，隔阴隔阳之证，其外寒、外热均属假象，两者不能混为一谈。

人体的阴阳必须维持相对的平衡。如果其中一方偏盛，便会使其相对的一方受到克伐而削弱，于是相对的平衡状态遭到破坏，便出现病理现象，故云"阴胜则阳病，阳胜则阴病"；"阳胜则热，阴胜则寒"。这是《内经》解释寒热病机的主要论点。张介宾说："寒热者，阴阳之化也。"是说寒证与热证是由阴阳的偏盛（或偏衰）所化生的。本节经文所说"阳胜则热，阴胜则寒"中的热证与寒证皆指实证而言。因此段经文论述的是"阳胜""阴胜"，未涉及"阳衰""阴衰"（在《素问•调经论》中论及），"阴胜""阳胜"是指阴邪偏盛或阳邪偏盛，其病证是由于"邪气实"而非"正气虚"所致，故属实证。治疗时当以祛邪（阳邪或阴邪）为主。"重寒则热，重热则寒"，是说当阴阳寒热发展到极点时，在一定条件下可以互相转化。义与前之"寒极生热，热极生寒"相同。

【原文】黄帝曰：寒伤形，热伤气。气伤痛，形伤肿①。故先痛而后肿者，气伤形也；先肿而后痛者，形伤气也②。风胜则动③，热胜则肿④，燥胜则干⑤，寒胜则浮⑥，湿胜则濡泻⑦。

【词解】

①寒伤形，热伤气。气伤痛，形伤肿：寒邪伤人形体，热邪伤人气分。气无形，气伤则气机阻滞不通，不通则痛。形有象，形伤则象变，而为肿；形，指形体。气：气分，真气？气，指气分；肿，这里指肌肤浮肿。李中梓曰："气喜宣通，气伤则壅闭而不通，故痛；形为质象，形伤则稽留而不化，故肿。"

②先痛而后肿者，气伤形也；先肿而后痛者，形伤气也：因为"气伤痛，形伤肿"，所以先痛而后肿，是气先受伤而影响形体，属气伤形；先肿而后痛，是形先受伤而影响气机，属形伤气。

③风胜则动：风邪太过，使肢体震掉动摇或头目眩晕。动，指肢节动摇震颤，头晕目眩类。王冰曰："风胜则庶物皆摇，故为动。"

④热胜则肿：火热内郁，营气壅滞肉理，聚为痈疡红肿。因热胜之肿与上文"形伤肿"不同，热胜之肿，局限多指外科疾患之红肿热痛。"形伤肿"多弥散无疼痛。

⑤燥胜则干：燥胜伤津则干涸。干，指内外津液干涸而言。

⑥寒胜则浮：寒为阴邪，易伤阳气，阳气不行，聚水成为浮肿。浮，浮肿。义同上文"形伤肿"的肿。张介宾曰："寒胜者，阳气不行，为胀满浮虚之病。"

⑦湿胜则濡泻：脾被湿困，不能运化水谷，故泄泻稀溏。濡泻，又称湿泻，由湿邪伤脾所致。

【按语】六淫之邪的致病特点

天之六气，乃风寒暑湿燥火，正常时，称曰"气"，人们生活于天之六气中，并不生病。其太过和不及，皆能危害人体而成为致病因素，称为"淫"。经文举寒热而言，乃把邪气分为阴阳两大类，古代医家认识到寒邪伤人形体，热邪伤人气机，故产生的病证有"肿"

"痛"之分。但人是一个有机的整体，"形""气"不可分，它们有病时可互相影响，故有孰先孰后之辨。

至于"风胜则动，热胜则肿，燥胜则干，寒胜则浮，湿胜则濡泻"。是古代医家通过长期医疗实践和对自然界现象的观察，并把它们互相联系得出的结论，这就是六淫致病的基本特点。对中医临床辨证有一定的指导作用，而且丰富了"六气化病"的病机学说。这种认识是总论性的，它不能全面地具体地解释每种病理机制。

【原文】天有四时五行，以生长收藏，以生寒暑燥湿风。人有五脏，化五气①，以生喜怒悲忧恐。故喜怒伤气，寒暑伤形②。暴怒伤阴，暴喜伤阳③。厥气上行，满脉去形④。喜怒不节，寒暑过度，生乃不固。故重阴必阳，重阳必阴。故曰：冬伤于寒，春必温病；春伤于风，夏生飧泄；夏伤于暑，秋必痎疟⑤；秋伤于湿，冬生咳嗽。

【词解】

①人有五脏化五气：指五脏藏精而化气的作用，包括喜怒悲忧恐之五志亦由五脏化气而产生。

②喜怒伤气，寒暑伤形：喜怒，概指七情，七情过激，伤五脏气机，故云"伤气"；寒暑，概指六淫，六淫袭人，先伤肌表形身，故云"伤形"。

③暴怒伤阴，暴喜伤阳：暴，卒然也；阴阳，指血气而言。张介宾曰："气为阳，血为阴；肝藏血，心藏神。暴怒则肝气逆而血乱，故伤阴；暴喜则心气缓而神逸，故伤阳。"

④厥气上行，满脉去形：言寒暑过度，喜怒不调，则伤人阴阳。阴阳失调，则气机逆乱，阴血散离。满脉是指邪气盛；去形，指阴血或神气离于形体。王冰曰："厥，气逆也。逆气上行，满于经络，则神气浮越，去离形骸矣。"

⑤痎疟：泛指各种疟疾。

【按语】伏邪及伏邪发病

《内经》虽无"伏邪"及"伏邪发病"之名，但却有丰富的"伏邪"及"伏邪发病"之实际内容。"冬伤于寒，春必温病；春伤于风，夏生飧泄；夏伤于暑，秋必痎疟；秋伤于湿，冬生咳嗽"即是其例。所谓"伏邪"，是指藏匿于体内而未立即引起发病的潜在病邪，或曰病理基础，亦称"伏气"。藏匿体内的伏邪，在一定诱发因素的作用下引起相关病症的过程，即称为"伏邪发病"。后世温病学家以此理论为依据，创立了"伏气温病"观点，并用《内经》的理论阐述其发病机理。认为冬伤于寒邪而未发病，寒邪匿藏体内，郁而化热，至春季阳气发动之时而热发于外，于是便成为"寒毒藏于肌肤"（王叔和《伤寒例》）的发病观点；有认为"寒邪藏于少阴，入春发于少阳"（《临证指南医案·幼科要略》）。但否定"伏邪"及"伏邪发病"之说者亦有之，如认为"冬时严寒所伤，非细事也，反能伏藏过时而发耶"（吴又可《温疫论·伤寒重例正误》）。两种不同学术观点的争鸣，促进了温病学的发展，但"伏邪"及"伏邪发病"观点无疑是正确的，是客观存在的事实，诸多的现代研究成果也予以支持。充分肯定了"伏邪发病"理论的真实性，以及所具有的重要现实意义和实践价值。

《素问·生气通天论》与此有相近似的文字传载,但两者所论的角度有别。本篇运用四季感染邪气匿藏,伏而后发的实例说明"重阴必阳,重阳必阴"的阴阳转化之理。彼篇紧承"阴平阳秘,精神乃治。阴阳离决,精气乃绝。因于露风,乃生寒热"之后,旨在说明疾病的发生与阴阳失调相关。两者文似而义有别,不可不详审。

【原文】故曰:天地者,万物之上下也;阴阳者,血气之男女①也;左右者,阴阳之道路②也;水火者,阴阳之征兆也;阴阳者,万物之能始③也。故曰:阴在内,阳之守也;阳在外,阴之使也④。

【词解】

①阴阳者,血气之男女:此以阴阳之性及其相互关系认识血气、男女等事物和现象的相对属性。张志聪曰:"阴阳之道,其在人则为男为女,在体则为气为血。"

②左右者,阴阳之道路:天为阳,左行;地为阴,右行,故左右是阴阳运行的道路。古代浑天说认为,天体自东向西旋转。人站在地球上仰观天象,可见太空日月星辰自东向西运行,东方为人体之左,天左旋也,而大地则是自西而东旋转,西方为人体之右,地右动也。

③能始:即元始、本始。能,通"胎",与"始"义同。孙诒让《素问王冰注校》云:"能者,胎之借字。《尔雅·释诂》云:'胎,始也'。"

④阴在内,阳之守也;阳在外,阴之使也:阴气居于内为阳气之镇守,阳气居于外为阴气之役使。说明阴阳之间相反相成,互根互用的关系。

【按语】

1.进一步阐明阴阳的基本概念

举天地为例,说明天为阳,地为阴,而万物居于天地阴阳之中。古代哲学家观察到太阳自左而升,自右而降,从中悟出阴阳升降的道理,故提出"左右者,阴阳之道路也。"阴阳是从具体事物中抽象出来的理性概念,看不见,摸不着,故《内经》作者又举人们生活中不能离开而又最能代表阴阳性质的水与火来说明之,举例具有代表性,能恰到好处地说明了阴阳对立统一的基本概念,故曰:"水火者,阴阳之征兆也。"又以人体为例,阴阳在人,则男为阳,女为阴,在人体则血为阴,气为阳,从而从自然界联系到人体。经文在举例说明了阴阳的基本概念后,又总结性地指出:"阴阳者,万物之能始也。"指出阴阳是一切事物发展变化的动力,是万物生成之原始。

2.指出阴阳依存互根的关系

古代哲学家已认识到任何一个事物都是阴阳相互对立而又不可分割的统一体。阴与阳双方互相依存,互为根据,任何一方都不能脱离对方而单独存在。阴是阳的物质基础,阳是阴的功能表现。故云:"阴在内,阳之守也;阳在外,阴之使也。"这是古代朴素的辩证法思想的具体体现。

【原文】故邪风之至,疾如风雨①,故善治者治皮毛,其次治肌肤,其次治筋脉,其次治六腑,其次治五脏。治五脏者,半死半生也。故天之邪气,感则害人五脏;水谷之寒热,感则害于六腑②；地之湿气，感则害皮肉筋脉③。

故善用针者，从阴引阳，从阳引阴，以右治左，以左治右，以我知彼④，以表知里，以观过与不及⑤之理，见微得过⑥，用之不殆⑦。

善诊者，察色按脉，先别阴阳；审清浊，而知部分⑧；视喘息，听音声，而知所苦；观权衡规矩⑨而知病所主；按尺寸⑩，观浮沉滑涩，而知病所生。以治无过，以诊则不失矣。

【词解】

①邪风之至，疾如风雨：言邪气感伤致病后病情变化迅速。至，侵袭。

②水谷之寒热，感则害于六腑：饮食之味，贵于和平。偏于寒则凝滞，偏于热则干燥。热伤胃及膀胱，寒伤肠及胆气。

③地之湿气，感则害皮肉筋脉：湿气盛，则荣卫之气不行，故感则害皮肉筋脉。马莳注："言清湿地气之中人也，必从足始，故地之湿气，感则害皮肉筋脉。"

④以我知彼：以医者的正常状态测知患者异常变化。

⑤过与不及：均属病态，过则邪气盛实，不及为正气亏虚。

⑥见微得过：见到微小征象，就知道疾病所在。微，微小征兆。过，疾病。

⑦殆：危险，危亡。

⑧部分：指面部与人体脏腑组织器官的对应关系。详见《灵枢·五色》等篇。

⑨权衡规矩：借以比喻四时正常脉象。春、夏、秋、冬分别对应规、矩、衡、权脉象。即《素问·脉要精微论》之"春应中规，夏应中矩，秋应中衡，冬应中权"。

⑩尺寸：尺，指尺肤。寸，指寸口脉。

【按语】

1.不同外邪入侵人体的部位不同

天之温热阳邪，多从鼻喉入肺卫，传变较快，易伤五脏；水谷之寒热不适，清浊不分，饥饱不时，从口咽而入肠胃，伤害六腑；地之寒湿等阴邪，多从皮毛入侵肌肉筋脉，传变较慢，主要伤害形体。所以，早期诊治是遏制疾病发展的关键。外邪致病均有由表入里、由浅入深、由轻转重的趋势。病邪愈深，病情愈重，诊治愈难，临床须抓住时机早期治疗，否则，邪入五脏，终致难治。这是中医学预防思想的一个重要方面。

2.察色按脉，先别阴阳

"察色按脉，先别阴阳"是中医学运用阴阳学说诊病的关键，后世所建立的八纲辨证，就是以阴阳二纲为总纲。一般来说，人体疾病用阴阳来概括，不外乎阴阳失调偏盛偏衰所致，而临床治疗原则是"必察其阴阳所在而调之，以平为期"。故临证无论察色和按脉，必须先别其阴阳的盛衰，这对中医诊断学产生了重要影响，已成为诊法的纲领。"审清浊""视喘息""听音声""观权衡规矩"等内容都是四诊的具体内容，也遵循着辨别阴阳这一原则，可见"察色按脉，先别阴阳"是临床辨证论治的前提和依据。

【原文】故曰：病之始起也，可刺而已；其盛，可待衰而已①。故因其轻而扬之②，因其重而减之③，因其衰而彰之④。形不足者，温之以气；精不足者，补之以味⑤。其高者，因而越之⑥；其下者，引而竭之⑦；中满者，泻之于内⑧；其有邪者，渍形以为汗⑨；其在皮者，汗而发之；其慓悍者，按而收之⑩；其实者，散而泻之。审其阴阳，以别柔刚，阳病治阴，阴病治阳⑪，定其血气，各守其乡⑫，血实宜决之⑬，气虚宜掣引之⑭。

【词解】

①其盛，可待衰而已：对于某些周期性发作的疾病，如疟病，发作时邪势太盛，不宜直接攻邪治疗，以防伤正。《素问·疟论》云："方其盛时必毁，因其衰也，事必大昌。"《灵枢·逆顺》引《兵法》云："无迎逢逢之气，无击堂堂之阵。"均是此意。

②因其轻而扬之：由于病邪轻浅在表而采用轻扬宣散之法。因，根据。轻，指病邪轻浅在表。扬，轻扬宣散之意。

③因其重而减之：由于邪气盛实在里而采用攻里泻下之法。张介宾曰："重者实于内，故宜减之，减者泻也。"

④因其衰而彰之：由于邪去正衰而采用补益之法以彰扬正气。彰，彰显、彰扬，此指补益法。

⑤形不足者，温之以气；精不足者，补之以味：形不足为阳虚，精不足为阴虚。所以对阳虚者要用气药温补之，阴虚者要用味药滋补之。张介宾曰："此正言彰之之法，而在于药食之气味也。以形精言，则形为阳，精为阴；以气味言，则气为阳，味为阴。阳者卫外而为固也，阴者藏精而起亟也。故形不足者，阳之衰也，非气不足以达表而温之；精不足者，阴之衰退也，非味不足以实中而补。阳性暖，故曰温；阴性静，故曰补。"

⑥其高者，因而越之：对邪在胃脘以上者，应因势利导，采用涌吐之法使邪气从上窍排出。高，指邪在胃脘以上。吴崑曰："高，胸之上也。"越，指涌吐法。

⑦其下者，引而竭之：对邪在大小肠和膀胱者，应因势利导，采用通利二便之法使邪气从下窍排出。下，指邪在下焦。引，引导。竭，完、尽。

⑧中满者，泻之于内：中焦痞满的病证，应从内部消散病邪，如《伤寒论》以辛开苦降之泻心汤治"心下痞"。泻，指消散、消除。

⑨其有邪者，渍形以为汗：邪气在体表的病人，用汤液浸渍或汤液的蒸汽熏渍皮肤来取汗，包括熏蒸、浸浴等治法。渍，水浸。

⑩其慓悍者，按而收之：邪气急猛的病证，应采用镇静抑制之法以制服病势。慓悍，指邪气急猛。按，压、镇。收，敛、制。

⑪阳病治阴，阴病治阳：由于阴虚而阳亢者，应滋阴以配阳；由于阳虚而阴胜者，应壮阳以消阴。

⑫定其血气，各守其乡：明察疾病的部位在气分还是在血分，谨守其病所，正确施治。

⑬血实宜决之：此指针刺放血法。即对于血液瘀滞之证，应用针刺放血逐瘀之法，后世引申为破瘀法。决，即开凿壅塞，《说文》云："决，行流也。"

⑭掣（chè）引之：《甲乙经》作"挈"。掣引，即升提补气法。

【按语】

1.因势利导的治疗原则

因势利导的本意是顺应事物发展的自然趋势,而加以疏利引导的意思。具体包括三个方面:一是根据邪正斗争之盛衰趋势择时治疗。如某些周期性发作的疾病,应在发病间歇期治疗,即本节所云:"其盛,可待衰而已。"二是根据邪气性质和部位而采取相应措施,使邪气以便捷的途径、最快的速度排出体外,以免病邪深入而过分损伤正气。即是随其性而宣导之,就其近而驱除之,如本节所云:"其高者,因而越之;其下者,引而竭之;中满者,泻之于内。"三是根据人体正气抗邪的趋势、正气作用的生理趋势,顺势引导,扶助正气,如本节"气虚宜掣引之"以及《素问·至真要大论》"下者举之""散者收之"即是此法。

2.阳病治阴,阴病治阳

"阳病治阴,阴病治阳"是本节针对阴虚阳亢、阳虚阴亢从阴阳制约角度提出的治则,正如《素问·至真要大论》所云:"诸寒之而热者取之阴,热之而寒者取之阳,所谓求其属也。"突出了治病求本、调节阴阳的思想,这一原则在临床上又可以灵活地运用,如阴中求阳,阳中求阴;气虚补血,血瘀行气;育阴潜阳,滋阴降火,引火归元,温阳散寒;脏病治腑,腑病治脏,等等。

另外,经文提示,《黄帝内经》时代不仅治则灵活多样,内容丰富,而且治疗手段亦有不少,如药物、熏浴、按摩、针刺、放血,等等,这对后世的医学理论和临床实践产生了较大的影响和指导意义。

第五节 《灵兰秘典论》

【原文】岐伯曰:心者,君主之官也,神明出焉①。肺者,相傅之官,治节出焉②。肝者,将军之官,谋虑出焉③。胆者,中正之官,决断出焉④。膻中者,臣使之官,喜乐出焉⑤。脾胃者,仓廪之官,五味出焉⑥。大肠者,传道⑦之官,变化出焉。小肠者,受盛之官,化物出焉⑧。肾者,作强之官,伎巧出焉⑨。三焦者,决渎之官,水道出焉⑩。膀胱者,州都之官,津液藏焉,气化则能出矣⑪。

凡此十二官者,不得相失⑫也。故主明则下安,以此养生则寿,殁世不殆⑬,以为天下则大昌。主不明则十二官危矣,使道⑭闭塞而不通,形乃大伤,以此养生则殃,以为天下者,其宗大危⑮,戒之戒之!

【词解】

①心者,君主之官也,神明出焉:把十二脏腑比喻为朝廷当中的君臣。心为五脏六腑之大主,犹如古代的君主,地位最高。神明,指人的精神意识思维活动。

②肺者,相傅之官,治节出焉:相傅,指辅助君主治理国家大事的人。张介宾注:"位高近君,犹如宰傅。"古有相国、宰相、太傅、少傅等官职。相,佐助。傅,同"辅",辅佐之

意。治节，治，顺；节，有制，规律。比喻肺佐心以调气血、行营卫，即通过肺的协调功能，使脏腑治而有节。张介宾注："肺主气，气调则营卫脏腑无所不治，故曰治节出焉。节，制也。"

③肝者，将军之官，谋虑出焉：将军之官，肝属风木，性动而急，如将军之勇。恽铁樵《群经见智录》云："肝主怒，拟其似者，故曰将军。怒则不复有谋虑，是肝之病也。"

④胆者，中正之官，决断出焉：所谓中正，就是掌管对某一地区人物进行品评的负责人，也就是中正官。中正之官比喻胆对人在谋划、处理事情时正直刚毅、不偏不倚。王冰注："刚正果决，故官为中正。直而不疑，故决断出焉。"

⑤膻中者，臣使之官，喜乐出焉：膻中，此指心包络。臣使之官，指膻中（心包络）直接反映心脏的精神情感活动，犹如君主的近臣。

⑥脾胃者，仓廪之官，五味出焉：仓廪，指贮藏粮食的仓库。比喻胃受纳水谷，脾运化精微物质的功能。《礼记·月令》云："谷藏曰仓，米藏曰廪。"

⑦传道：转送运输，此指大肠传化饮食糟粕。王冰注："传道，谓传不洁之道。"

⑧小肠者，受盛之官，化物出焉：受盛，指接受、容纳之意。化物，指小肠将饮食物分清别浊、变化物质的功能。张介宾注："小肠居胃之下，受盛胃中水谷而分清浊，水液由此而渗于前，糟粕由此而归于后，脾气化而上升，小肠化而下降，故曰化物出焉。"

⑨肾者，作强之官，伎巧出焉：作强，此指精力充沛，强于作用，偏于体力。当为"将作"，指负责建造、建设的官员。唐宗海注："盖髓者，肾精所生，精足则髓足，髓在骨内，髓足则骨强，所以能作强，而才力过人也。"强，通"将"。伎巧：即"技巧"，指人的智力、技巧及能力。伎，同"技"。巧，精巧也。

⑩三焦者，决渎之官，水道出焉：决渎，决，疏通；渎，沟渠。即疏通水道的意思。张介宾注："决，通也；渎，水道也。上焦不治，则水泛高原；中焦不治，则水留中脘；下焦不治，则水乱二便。三焦气治，则脉络通而水道利，故曰决渎之官。"

⑪膀胱者，州都之官，津液藏焉，气化则能出矣：州都，同"洲渚"，为水中之小丘岛。这里代指水液聚集之处。《水经注》云："水泽所聚谓之都。"张介宾注："膀胱位居最下，三焦水液所归，是同都会之地，故曰州都之官。"气化，指肾中阳气对膀胱所藏津液的蒸腾运化功能。张介宾注："水之化者由气，有化而入，而后有出，是谓气化。"

⑫相失：指相互之间失去协调配合的作用。马莳注："上下相使，彼此相济，不得相失。"

⑬殁（mò）世不殆：即始终没有危险。殁，通没，殁世，终身之义；殆，危险，《说文》云："危也"，此指疾苦、疾患。

⑭使道：脏腑相使之道，即十二脏腑相互联系的通道。王冰注："神气相使之道。"

⑮其宗大危：统治地位有倾覆之危。宗，指宗族、宗庙、社稷、国家，这里指国家的统治地位。

【按语】本文以古代官制作比喻，用国家机构比拟十二脏腑的方法，形象地论述了十二脏腑的主要生理功能特点及其"相使"和"贵贱"的关系,并强调了心为诸脏主宰的观点。人是一个统一协调的整体,十二脏腑之间的功能活动不是孤立的,而是既分工又密切联系配合的。

1.十二脏腑的主要生理功能

十二脏腑的功能特点是:心藏神,主血脉,犹如君主一样主宰着人体整个生命活动,并协调各个脏腑的生理功能,故称"君主之官";肺与心同居上焦,位高近君,犹之宰辅,主治节,发挥着调节全身荣卫气血的运行,营养四肢百骸的作用,故称"相傅之官";肝犹如运筹帷幄而能决胜千里之外的将军,具有保护人体的作用,故称"将军之官";胆的功能正常,人才能正确地作出决策和判断,故称"中正之官";膻中,即心包络,心主神明之喜乐通过膻中表达出来,故称"臣使之官";脾胃受纳腐熟水谷,化生水谷精微,为"仓廪之官";大肠上接小肠,下接魄门,具有传导水谷糟粕的功能,称为"传道之官";凡胃所受纳之饮食水谷,皆受盛于小肠,故称小肠为"受盛之官";肾主藏精,主骨生髓,使人智慧聪明,形体强健,称为"作强之官";三焦通调水道,气化功能正常,水液才能正常代谢,故称"决渎之官";膀胱主蓄藏津液,经过肾脏、三焦等的气化作用,津液才能发挥具体作用,故称膀胱为"州都之官"。

2.十二脏腑之间的关系

①十二官不得相失

"十二官者,不得相失"这一观点阐明了十二脏腑,不论在生理上、病理上,都是不可分割的,这一理论体现了藏象学说的整体观,是藏象学说的基本内容,也是中医基本理论的核心。"十二官"是人体内十二个重要的脏器,它们在人的生命活动中发挥的作用和所处的地位虽不同,但它们的功能必须协调统一,即"不得相失",强调了内环境的重要性及生命活动的整体性。"十二官相失"的整体观,对中医理论和临床治疗技术的提高,有着重要的指导作用,是中医学理论体系的重要学术观点之一。

②主明则下安

文中突出了心为五脏六腑之主宰的观点。心为"君主之官,主明则下安,主不明则十二官危"。主不明(心的功能失常)则十二脏腑功能紊乱(气血障碍,阴阳偏差),造成形体受伤而得病。因此,各个脏腑在心的统领下,生理功能正常而协调,人体才能抵御疾病,达到健康长寿的目的。突出了心神的主导作用。在对脏腑功能活动的调节、控制过程中,心作为一身之主起着主导或指挥作用。主要体现在心主血脉、心主神明两个方面。这种"主明则下安"的论点,对认识生理、病理、防病保健,以及临床实践都具有重要意义。

第二篇 《伤寒论》选读

伤寒卒病论集(原序)

论曰:余每览越人入虢之诊,望齐侯之色,未尝不慨然叹其才秀也。怪当今居世之士,曾不留神医药,精究方术,上以疗君亲之疾,下以救贫贱之厄,中以保身长全,以养其生。但竞逐荣势,企踵权豪,孜孜汲汲,惟名利是务;崇饰其末,忽弃其本,华其外而悴其内。皮之不存,毛将安附焉?卒然遭邪风之气,婴非常之疾,患及祸至,而方震慄。降志屈节,钦望巫祝,告穷归天,束手受败。赍百年之寿命,持至贵之重器,委付凡医,恣其所措。咄嗟呜呼,厥身已毙,神明消灭,变为异物,幽潜重泉,徒为啼泣。痛夫!举世昏迷,莫能觉悟,不惜其命,若是轻生,彼何荣势之云哉?而进不能爱人知人,退不能爱身知已,遇灾值祸,身居厄地,蒙蒙昧昧,蠢若游魂。哀乎!趋势之士,驰竞浮华,不固根本,忘躯徇物,危若冰谷,至于是也!

余宗族素多,向余二百。建安纪年以来,犹未十稔,其死亡者,三分有二,伤寒十居其七。感往昔之沦丧,伤横夭之莫救,乃勤求古训,博采众方,撰用《素问》《九卷》《八十一难》《阴阳大论》《胎胪药录》,并平脉辨证,为《伤寒杂病论》,合十六卷,虽未能尽愈诸病,庶可以见病知源。若能寻余所集,思过半矣。

夫天布五行,以运万类;人禀五常,以有五脏;经络府俞,阴阳会通;玄冥幽微,变化难极。自非才高识妙,岂能探其理致哉?上古有神农、黄帝、岐伯、伯高、雷公、少俞、少师、仲文,中世有长桑、扁鹊,汉有公孙阳庆及仓公。下此以往,未之闻也。观今之医,不念思求经旨,以演其所知,各承家技,始终顺旧。省疾问病,务在口给,相对斯须,便处汤药。按寸不及尺,握手不及足,人迎趺阳,三部不参,动数发息,不满五十。短期未知决诊,九候曾无仿佛;明堂阙庭,尽不见察,所谓窥管而已。夫欲视死别生,实为难矣!

孔子云:生而知之者上,学则亚之,多闻博识,知之次也。余宿尚方术,请事斯语。

第一章
辨阳明病脉证并治

　　阳明，包括手阳明大肠经、足阳明胃经以及大肠与胃两腑。其与手太阴肺经、足太阴脾经以及肺、脾两脏相表里。手阳明大肠经起于食指桡侧端，沿上肢外侧上行，入缺盆分为二支，一支入胸络肺，贯膈下属大肠，另一支经颈部上面颊入下齿。足阳明胃经起于鼻旁，上鼻根，入目内眦，下循鼻外，入上齿中，还出绕口唇，下交承浆，一支沿耳前循发际至前额，另一支下入缺盆后分为内外两支，内行支入胸贯膈属胃络脾，外行支过乳中下行，沿下肢外侧至足。阳明主肌肉。胃与脾同居于中焦。胃主受纳、腐熟水谷，喜润恶燥，主通降，以降为和；脾主运化，喜燥恶湿，以升为健。二者燥湿相济，升降相因，共同完成饮食水谷的受纳、腐熟和精微物质的转输，故脾胃为后天之本，气血生化之源。大肠传化糟粕，排泄粪便，以通为用。

　　阳明病的病因来路有四个方面：一是太阳病失治误治，邪传阳明，即太阳阳明；二是少阳病失治或误用发汗、利小便等伤津化燥而成，即少阳阳明；三是阳明本经受邪，多见于素体阳盛，或有宿食内停，或感燥热之邪，邪气直犯阳明而发病，即正阳阳明；四是三阴病，尤其是太阴病，过用温燥药物，使阳复太过而转出阳明。

　　由于阳明多气多血，阳气旺盛，抗邪有力，又因阳明主燥，故邪入阳明，正盛邪实，正邪剧争，易从阳化热化燥，燥热互结，而见阳气偏亢，邪热极盛的证候。因此，阳明病常见于外感病中期之邪热极盛阶段。阳明病病位在里，即胃与大肠，病变性质多为大热、大实证，以里热亢盛、津伤化燥为特点，仲景将阳明的病位和病机概括为"胃家实"。

　　阳明病的典型脉证是身热、汗自出、不恶寒、反恶热、口渴、脉大等。根据邪热是否与肠中糟粕搏结，将阳明病本证分为热证和实证两大类。阳明热证的病机是无形邪热弥漫全身，充斥内外，而胃肠无燥屎阻结，临床以身大热、汗大出、不恶寒、反恶热、大烦渴、脉洪大、苔黄燥等为主要表现。阳明实证的病机为燥热与肠中糟粕搏结而成燥屎，腑气不通，以"痞、满、燥、坚、实"为病理特征，出现潮热、谵语、手足濈然汗出、腹满硬痛或绕脐疼痛而拒按、大便秘结、脉沉实有力等，甚者可见循衣摸床、微喘、直视等危重症状。此外，在外感病发展过程中，表证已罢，邪热留扰胸膈之栀子豉汤证以及下后阴虚水热互结的猪苓汤证，也属阳明病热证；而胃热约束脾之转输功能的脾约证则为阳明实证。另外，阳明病虽以热证、实证为主，但也有虚证、寒证，如阳明中寒证。阳明病还有湿热发黄、阳明蓄血、血热致衄等变证。

阳明病的治疗主要用清、下两法。阳明病热证治以清法，代表方为白虎汤及白虎加人参汤，以辛寒之剂大清气分热邪，或兼益气养阴。若邪热留扰胸膈，用栀子豉汤类清宣郁热；若为阴虚水热互结证，则用猪苓汤育阴润燥，清热利水。阳明病实证治用下法，代表方为大、小、调胃三承气汤，以攻下燥实，通腑泻热。脾约证或津竭便硬证则宜润下法或导下法，方药分别为麻子仁丸和蜜煎导等。湿热熏蒸发黄证，则清热利湿退黄，用茵陈蒿汤之类。阳明中寒证宜温中散寒，和胃降逆，方用吴茱萸汤。阳明蓄血则以抵当汤通下瘀热。血热致衄以清热凉血止血为法。总之，阳明实热证禁用发汗和利小便之法。

阳明病邪气盛实，正气不虚，邪正剧争，故病势急重而凶猛，但只要辨证准确，用药得当，治疗及时，则预后一般较好。其预后与津液的存亡关系密切，故有"脉弦者生、涩者死"之论，即留得一分津液，便有一分生机。另外，若阳明病过用清下，重伤阳气，可使邪气内陷太阴、少阴，尤以寒凉伤中内陷太阴为多见。

第一节 阳明病纲要

一、阳明病提纲

【原文】阳明之为病，胃家实是也。(180)

【提要】阳明病提纲。

【释义】阳明之为病，即阳明病。"胃家"泛指胃与大、小肠，如《灵枢·本输》所言："大肠小肠，皆属于胃。"实，指邪气盛实，即《素问·通评虚实论》所云"邪气盛则实"之意。阳明为多气多血之经，主燥，故邪入阳明，多从燥化，胃肠燥热亢盛，津液耗伤，病变以里热实为特征，但依据燥热是否与肠中积滞结合，又有热证与实证之分。以无形邪热弥漫全身，见身热、汗自出、不恶寒、反恶热、大烦渴、脉洪大滑数等为主要表现者，为阳明热证；若燥热之邪与肠中糟粕相结形成燥屎阻滞肠道，以不大便、潮热、谵语、手足濈然汗出、脉沉实有力等为主症者，为阳明实证。但无论热证还是实证，均属燥热里实之证，皆为邪气盛实，故仲景以"胃家实"作为阳明病提纲。

《伤寒论》六经病提纲证中，其余五经病证皆以脉症为提纲，而阳明病以病机作为提纲。这是因为阳明热证和实证的证候表现差异较大，一方面，很难以几个主要症状和脉象来反映其临床表现，故以其共同的病机作为提纲；另一方面，"胃家实"揭示了阳明病里热实的病机实质，符合阳明主燥化的生理病理特征，故作为阳明病提纲。

二、阳明病病因病机

【原文】问曰：何缘得阳明病？答曰：太阳病，若发汗、若下、若利小便，此亡津液，胃中干燥，因转属阳明。不更衣①，内实，大便难者，此名阳明也。(181)

本太阳初得病时,发其汗,汗先出不彻②,因转属阳明也。伤寒发热无汗,呕不能食,而反汗出濈濈然③者,是转属阳明也。(185)

【词解】

①不更衣:更衣,古时对大小便之婉转称呼。不更衣,即不大便之婉辞。成无己云:"古人登厕必更衣,不更衣者,通为不大便。"

②彻:透之意。

③汗出濈然:濈(jī),水外流貌。汗出濈然,形容汗出连绵不断的样子。

【提要】阳明病的成因及证候特点。

【释义】181条承上条进一步论述太阳病误治伤津转为阳明病的机理及临床表现。发汗为太阳病正治之法,但若汗不得法或汗出太过,或误用泻下、利小便等法,而伤耗津液,使胃肠干燥,外邪入里,化热化燥而转变为阳明病。由本条可见,误治虽有不同,而"亡津液,胃中干燥"转属阳明则同。故"亡津液"三字为辨证之关键。由于津伤与燥热的轻重程度不同及病机差异,可见"不更衣,内实,大便难"三种证候。179条言"脾约""胃家实""大便难"分别来自太阳、阳明、少阳之误治,本条则言太阳病误治可有"不更衣""内实""大便难"两条互文见义,应相互和参。

185条可分作两段理解。"本太阳初得病时……因转属阳明也"为第一段,论述太阳病因发汗不彻而转属阳明。太阳病初起时虽发汗,但汗出不透彻,如汗出过少,或汗出为时过短等,则表邪不能随汗而宣散,而入里化热化燥病转属阳明。181条言太阳病因发汗太过而病转属阳明,本条则因太阳病发汗不彻转属阳明,各讲了问题的一个方面,旨在说明证候的转变和治疗得当与否有着密切的关系。

"伤寒发热无汗……是转属阳明也"为第二段,谓患太阳伤寒证,虽未经误治,亦可因病情发展形成阳明病。伤寒发热无汗,为太阳伤寒表实证,若患者胃阳素旺或素蕴内热,则表邪易化热入里而转属阳明。呕不能食,是胃气上逆而不纳之故。由无汗"而反汗出濈濈然",是病转属阳明的重要标志之一。"反"既有加强辨证的作用,又突出了病机转折,说明表证已罢,邪已入里,阳明里热炽盛,迫津外泄,见此症即"是转属阳明也"。

三、阳明病脉证

【原文】问曰:阳明病,外证云何?答曰:身热,汗自出,不恶寒,反恶热也。(182)

问曰:病有得之一日,不发热而恶寒者,何也?答曰:虽得之一日,恶寒将自罢,即自汗出而恶热也。(183)

问曰:恶寒何故自罢?答曰:阳明居中,主土也①,万物所归,无所复传,始虽恶寒,二日自止,此为阳明也。(184)

伤寒三日,阳明脉大。(186)

伤寒转系阳明者,其人濈然微汗出也。(188)

【词解】①阳明居中,主土也:根据五行学说,土之方位为中央,而脾胃同居于中焦,故说"阳明居中,主土也。"

【提要】阳明病的外在表现。

【释义】182条论述了阳明病的外在表现。阳明病外证,即阳明里实热证反映于外的证候。邪入阳明化热化燥,阳明里热炽盛,蒸腾于外,故见身热。热盛迫津外泄则汗自出。太阳表证已罢,外邪悉入于里而化热,故不恶寒,反恶热。上述外证是阳明热证和实证共有的外在表现,为判断外感病是否转属阳明的主要标志,因而具有重要的辨证指导意义。

182条指出阳明病发热的特点为"不恶寒,反恶热",这是阳明病里热炽盛的典型表现。而183条言"病有得之一日,不发热而恶寒者",则为阳明病初起时的特殊表现,其非由太阳病传变所致,而是阳明本经自受邪而发病。由于阳明受邪之初,经气被遏,阳气内郁而不达,故不发热而恶寒。但阳明为多气多血之经,且阳明主燥,因此邪入阳明极易迅速化热化燥而成里热实证,故其恶寒程度轻、时间短,往往得之一日,恶寒便很快消失,而见"自汗出而恶热"等阳明病的外证。此为阳明病恶寒的特点,有别于太阳病之恶寒。

184条紧承183条阐述阳明病恶寒自罢的机理。指出"阳明居中,主土也,万物所归,无所复传",这是以取类比象法说明阳明的生理、病理规律。在生理上,胃居于中焦,如同自然界中土居中央既能化生长养万物,又是万物之归宿一样;在病理上,阳明以燥为本,诸经病邪,无论表里寒热,皆可在一定条件下化燥为实传入阳明,犹如土生万物,万物最终又复归于土一样。当邪入阳明迅即化热化燥之后,恶寒必自罢,而见不恶寒反恶热,故该条称"始虽恶寒,二日自止,此为阳明也。"不过,对阳明"无所复传"当灵活看待,其是指阳明燥热结实形成之后,腑气不通,不用下法则实邪不得解除的病理趋势,而非泛指阳明病概不传变。如清、下太过而损伤阳气,或燥热亢极而劫夺真阴,均可发生传变而使病转三阴。

186条指出了阳明病的主脉为大脉。"伤寒"为广义伤寒。"三日"为约略之数。"脉大",是指脉体宽阔,搏指有力。就生理而言,阳明为水谷之海,又为多气多血之经,阳气最旺;从病理来说,邪入阳明,燥热亢盛,邪正剧争,气血奔腾,血脉充盈,故脉大而有力。大脉反映了阳明病邪正剧争的特征,亦说明邪热炽盛,病在发展。如《素问·脉要精微论》指出"大则病进"。一般来说,阳明热证常见脉洪大滑数,阳明实证常见脉沉实有力而大。

188条为病邪初传阳明,阳明邪热尚轻,故"濈然微汗出也",汗出虽微,却连续不断,是阳明病的特征之一,故断为转系阳明。本条与185条所论邪热较重的阳明病"汗出濈濈然",有汗出量的多少之异,但濈然汗出之势则同。本条寓有见微知著、早期诊断之意,即临证见有濈然微汗之症,说明已现阳明之兆,提早防治,而不必待濈然大汗出时才确诊为阳明病。

第二节 阳明病本证

一、阳明病热证

(一) 栀子豉汤证

【原文】阳明病,脉浮而紧,咽燥口苦,腹满而喘,发热汗出,不恶寒,反恶热,身重。若发汗则躁,心愦愦①,反谵语。若加温针,必怵惕②烦躁,不得眠。若下之,则胃中空虚,客气③动膈,心中懊憹,舌上胎④者,栀子豉汤主之。(221)

阳明病下之,其外有热,手足温。不结胸,心中懊憹,饥不能食⑤,但头汗出者,栀子豉汤主之。(228)

【词解】

①心愦愦:愦(kuì),音溃。《集韵》:"心乱也。"心愦愦,形容心中烦乱不安。

②怵惕:怵(chù),音触。怵惕,即恐惧不安之状。

③客气:指邪气,此处指热邪。

④舌上胎:舌上胎,是指舌上有黄色或黄白色相间的薄腻苔。胎,通苔。

⑤饥不能食:胃中嘈杂,似饥非饥,而又不能进食。

【提要】论论明热证误治后的变证及下后热郁胸膈的证治。

【释义】221条可分两段理解。从"阳明病"至"身重"为第一段,指出阳明热证的原有证候。脉浮而紧,似为太阳伤寒证,但下文"发热汗出,不恶寒反恶热"等阳明病外证可知,此脉并非太阳表邪不解,而是阳明里热的反映。里热炽盛,充斥内外则脉浮;邪实正不虚,邪正相搏有力则脉紧。热盛津伤,胃热上冲则咽燥口苦,热壅气滞则腹满,热壅肺气上逆则喘。由于此非阳明燥结腑实之证,故腹虽满,但无腹部硬痛拒按。阳明主肌肉,阳明热盛,耗气伤津,肌肉失养,加之邪热充斥,阳明经气运行不利,故身重。脉证合参,本证为无形邪热炽盛之阳明热证,治当用白虎汤类方药辛寒清热,禁用汗、下之法。

从"若发汗"至"栀子豉汤主之"为第二段,论述阳明热证误治后的几种变证及热郁胸膈的证治。如果将脉浮紧、身重、发热等误作太阳伤寒表实证,而妄用辛温发汗,则会进一步伤津助热,热扰心神,而见烦躁不安,心中烦乱,甚或谵语;若误用温针强发其汗,此以火治热,心神被扰而见惊恐不安、烦躁不得眠等变证;若误将"腹满而喘"作阳明腑实证而施以苦寒攻下,则下后伤及胃肠,邪热乘虚内陷郁于胸膈之间,而见心中懊憹、舌上黄苔或黄白色相间苔。证属热郁胸膈,治当清宣郁热,方用栀子豉汤。

228条补充阳明病下后热郁胸膈的证治。阳明病腑实未成,而早用下法,或腑实已成,攻下后燥实虽去,而余热未尽,邪热乘虚郁留胸膈。下后无形邪热未尽而散漫于表,故见外有热,手足温。胸膈邻近胃脘,郁热留扰胸膈,胃气不和,难以消谷,故见嘈杂似饥而又不能进食。热郁阻碍气机，使热不得外散而蒸腾于上，故不见全身汗出而见"但头汗出"。不结胸，说明下后热邪未与胸中痰水相结，排除了水热互结的结胸证。本证虽系阳明病下后而成，但其病机为热郁胸膈，故治疗仍以栀子豉汤清宣郁热。

虽然，阳明病篇栀子豉汤证与太阳病篇栀子豉汤证的病因来路不同，但其热郁胸膈的病机相同，故皆用栀子豉汤治之。

（二）白虎汤证

【原文】伤寒脉浮滑，此以表有热，里有寒①，白虎汤主之。（176）。臣亿等谨按前篇云，热结在里，表里俱热者，白虎汤主之。又云其表不解者，不可与白虎汤。此云脉浮滑，表有热，里有寒者，必表里字差矣。又阳明一证云，脉浮迟，表热里寒，四逆汤主之。又少阴一证云，里寒外热，通脉四逆汤主之。以此表里自差，明矣。《千金翼》云白通汤。非也。

三阳合病，腹满身重，难以转侧，口不仁①，面垢②，谵语遗尿。发汗则谵语。下之则额上生汗，手足逆冷。若自汗出者，白虎汤主之。（219）

【词解】

①里有寒：当为里有热。

②口不仁：口中感觉失常，食不知味，言语不利。

③面垢：面部如蒙油垢。

【提要】论阳明病胃热炽盛的证治。

【释义】176 条举脉略症，脉浮滑反映了阳明胃热炽盛，无形热邪弥漫表里，充斥内外的基本病机。脉浮为热盛于外，是里热蒸腾外达之象；脉滑为里热炽盛，气血沸涌之征。据此阳明气分热邪充斥内外，表里俱热，当有身热、汗自出、不恶寒反恶热、心烦、口舌干燥而渴喜冷饮、小便黄赤、舌红苔黄燥等症。故用白虎汤清热除烦，生津止渴。

219 条论述三阳合病邪热偏重于阳明的证治及禁例。"若自汗出者，白虎汤主之"应接在"谵语遗尿"后，属倒装文法。本条虽以"三阳合病"冠首，但实为阳明邪热独盛。阳明热盛，气机壅滞则腹满；阳明主肌肉，热邪炽盛经气不通，又邪热耗气伤津，肌肉失养故身重，难以转侧。胃之窍出于口，胃热炽盛，浊热上蒸则口不仁。手足阳明经脉布于面，阳明热盛，邪热挟胃肠浊气上蒸则面垢。热扰心神则谵语；热盛神昏，膀胱失约则遗尿。此时，"若自汗出"，说明上述证候虽重，但仍为阳明气分盛热，津伤不甚，故仍以白虎汤辛寒大清气分之热。因此，"若自汗出"为本证的辨证要点。若把身重、难以转侧误作表证而用辛温发汗，则伤津助热，里热愈炽，故谵语加重；若将腹满、谵语等误作阳明燥结腑实证而妄用下法，则伤伐正气，使阴液耗竭于下，阳气无所依附而上越，故有额上生汗、手足逆冷之危重见证。

【病机】阳明无形邪热炽盛，充斥内外。

【治法】辛寒清热。

【方药】白虎汤方

知母_{六两}　石膏_{一斤，碎}　甘草_{二两，炙}　粳米_{六合}

上四味，以水一斗，煮米熟汤成，去滓。温服一升，日三服。

【方义】本方由石膏、知母、粳米、炙甘草四味组成。方中重用生石膏，辛甘大寒以清热而为君;知母苦寒质润,清热养阴为臣,二药合用,能大清阳明独盛之热,且清热而不伤津,养阴而不恋邪;炙甘草、粳米益气和中养胃,又可防石膏、知母寒凉伤胃之弊。由于本方清热功效卓著,仲景以西方星宿白虎作为方名比喻之,取秋金得令,炎暑自消之意。

(三)白虎加人参汤证

【原文】伤寒,若吐、若下后,七八日不解,热结在里,表里俱热,时时恶风,大渴,舌上干燥而烦,欲饮水数升者,白虎加人参汤主之。(168)

伤寒无大热,口燥渴,心烦,背微恶寒者,白虎加人参汤主之。(169)

伤寒脉浮,发热无汗,其表不解,不可与白虎汤。渴欲饮水,无表证者,白虎加人参汤主之。(170)

若渴欲饮水,口干舌燥者,白虎加人参汤主之。(222)

【提要】论述阳明热盛津气两伤的证治及白虎汤的禁忌证。

【释义】168条论述伤寒误用吐、下后,表邪入里化热化燥,阳明里热炽盛,津气两伤的证治。因阳明邪热充斥内外,弥漫周身,而见表里俱热之象。热盛伤津,胃中干燥,而见口大渴,舌上干燥而烦,欲饮水数升等阴津大伤之症。此证渴饮的特点是口渴特甚,喜冷饮,饮水量多,饮后仍口渴不止。因热极汗多,津气两伤,且汗出肌腠疏松,不胜风袭,而见"时时恶风"。治宜白虎加人参汤清热益气,生津止渴。

169条所述之"无大热",是指表无大热,并非里无大热。因热结在里,不能外达,故表无大热,实为大热证。口燥渴,心烦为热结在里,热盛伤津、热扰心神之症。背为阳之腑,是阳气会聚的地方,热迫汗出津气两伤,卫阳失于固密,肌腠疏松,不胜风寒,则觉背微恶寒。此证恶寒程度较轻,范围仅局限于背部,伴见一系列燥热津伤之症。本证与上条病机相同,故也用白虎加人参汤治疗。

170条指出表证未解禁用白虎汤。太阳伤寒表证未解,见脉浮,发热无汗,治当发汗解表。此时即或兼有里热,亦应表里两解,或先解表后清里,而不可先以白虎汤清其里热,否则极易造成变证,故前人云"无汗不得用白虎"。若表证已解,见渴欲饮水等热盛津气两伤症,才可用白虎加人参汤清热益气生津。

222条承221条论阳明热证误下后,不但燥热不解,而且伤津耗气,出现渴欲饮水,口干舌燥等症,以白虎加人参汤治之。

以上四条原文从不同角度论述阳明燥热炽盛,津气两伤证的证治,应前后互参。

白虎汤证与白虎加人参汤证均为阳明胃热炽盛,表里俱热,治法皆为辛寒清热,用药不同者,后方中加人参益气生津。不同之处在于白虎加人参汤证是在白虎汤证的基础上,出现了津气大伤之烦渴,大汗出,还可见时时恶风或背微恶寒,脉洪大而芤等症。

【病机】阳明无形邪热炽盛,津气两伤。

【治法】辛寒清热,益气生津。

【方药】白虎加人参汤方

知母_{六两} 石膏_{一斤碎} 甘草_{二两,炙} 粳米_{六合} 人参_{三两}

上五味，以水一斗，煮米熟汤成，去滓，温服一升，日三服。此方立夏后，立秋前乃可服。立秋后不可服。正月、二月、三月尚凛冷，亦不可与服之，与之则呕利而腹痛。诸亡血虚家亦不可与，得之则腹痛利者，但可温之，当愈。

【方义】本方即白虎汤加人参而成。方以白虎汤辛寒清热，加人参大补元气，益气生津。"此方立夏后……当愈"，《伤寒论》中其他有关白虎加人参汤条文的附方及《金匮要略》中白虎加人参汤后均无此62字，疑是后人所加。

(四) 猪苓汤证

【原文】若脉浮发热，渴欲饮水，小便不利者，猪苓汤主之。(223)

阳明病，汗出多而渴者，不可与猪苓汤，以汗多胃中燥，猪苓汤复利其小便故也。(224)

【提要】论阳明阴虚水热互结的证治及禁例。

【释义】223条紧承221、222条，论述阳明热证误用汗、下后，可出现余热留扰胸膈的栀子豉汤证，胃热盛津气两伤的白虎加人参汤证，以及本条津伤热郁水停，水热互结的猪苓汤证，仲景意在示人以"观其脉证，知犯何逆，随证治之"之法。本条因阳明热证误下后，阴津耗伤，阳明热邪未除而入于下焦，水热互结，膀胱气化失常，则小便不利；阳明里热蒸腾于外，则见脉浮发热；热盛津伤，又因水热互结而津液不布，故渴欲饮水。小便不利则水液无下行之途，加之渴而饮水，饮入不化，必使水热互结愈来愈重。上述诸症中以"小便不利"为主症，亦为辨证之关键。病机为阴虚水热互结，治宜养阴润燥，清热利水，方用猪苓汤。

224条提出猪苓汤的禁例。阳明里热炽盛，热迫津泄，津气耗伤，汗出多而口渴，治当清热益气生津，方用白虎加人参汤，此时汗多胃燥，化源不足，亦可出现小便短少。若将阳明热盛汗多津伤之口渴、小便短少误作阴虚水热互结之证，而用猪苓汤治疗，该方虽有养阴润燥清热作用，但以利小便为主，必将更伤其阴津而增其燥热。故本条指出该方禁用于阳明热盛汗多津伤之证。

本条与太阳病篇第71条"若脉浮，小便不利，微热消渴者，五苓散主之"证候相似，但病机、治法、方药不同。五苓散证与猪苓汤证皆属邪与水结，膀胱气化不利所致，临床皆有发热、渴欲饮水、小便不利、脉浮等症，治疗均用猪苓、泽泻、茯苓利水。但五苓散证病机为太阳表邪不解，循经入于下焦，膀胱气化不利，症见发热恶风寒、头痛，以及消渴、水入即吐、舌苔白等症；猪苓汤证为阳明热证误下伤津，热邪入于下焦，水热互结，症见发热不恶寒、心烦不得眠、小便短赤、舌红少苔或苔滑。五苓散证治以通阳化气利水，兼以解表，故配桂枝、白术；猪苓汤证治则育阴清热利水，佐以阿胶、滑石。

本证与真武汤证皆为水停为患，均可见下利、小便不利、咳、呕等症，但两者病性有寒、热之不同，应注意鉴别。真武汤证为肾阳虚衰，气化失司，阳虚水泛，伴有畏寒怯冷、四肢沉重疼痛、腹痛、心下悸、头眩、身目瞤动、振振欲擗地、舌淡胖苔白、脉沉等症，治用真武汤温阳利水。猪苓汤证为阴虚有热，水热互结于下焦，症见渴欲饮水、身热、心烦不得眠、小便短赤、舌红少苔或黄腻苔、脉细数，治用猪苓汤育阴清热利水。

【病机】热盛阴伤，水热互结于下焦。

【治法】养阴润燥,清热利水。
【方药】猪苓汤方

猪苓_一两_　茯苓_一两_　泽泻_一两_　阿胶_一两_　滑石碎_一两_

上五味,以水四升,先煮四味,取二升,去滓,内阿胶烊消,温服七合,日三服。

【方义】该方由茯苓、猪苓、泽泻、阿胶、滑石组成。方中用猪苓、茯苓、泽泻甘淡渗湿以利水,滑石甘淡性寒清热利小便,阿胶甘平养阴润燥。诸药合用,养阴润燥、清热利水。

二、阳明病实证

(一) 承气汤证

1.调胃承气汤证

【原文】阳明病,不吐不下,心烦者,可与调胃承气汤。(207)

太阳病三日,发汗不解,蒸蒸发热①者,属胃②也,调胃承气汤主之。(248)

伤寒吐后,腹胀满者,与调胃承气汤。(249)

【词解】

①蒸蒸发热:形容发热,如热气蒸腾,由内达外。

②属胃:即转属阳明之意。

【提要】论阳明腑实初结,燥实甚而痞满轻的证治。

【释义】207条论阳明燥结里实,实热心烦的证治。阳明病未曾用吐法或下法而见心烦等症,心烦一症,阳明热证、腑实证均可见之,从本条治用调胃承气汤分析,则是由于阳明燥热结于胃肠,"胃络上通于心",胃中燥实,腑气不通,胃热上扰心神所致。尚应伴有发热汗出、不恶寒反恶热、腹胀满痛、不大便等症。此"心烦"属有形燥结里实所致,故为"实烦",与误治后无形邪热留扰胸膈之"虚烦"病机、治法迥异,当注意辨别。

248条论述太阳病汗后转属阳明胃肠燥结里实的证治。太阳病发汗不解,出现"蒸蒸发热",此非表证不解,而是邪气由表入里,化热成实,阳明里热充斥于外,故曰"蒸蒸发热者,属胃也。"本条突出"蒸蒸发热"作为辨证要点,说明燥热初结胃肠。常伴有腹胀满、不大便、心烦或谵语等症。治以调胃承气汤泻热和胃。

249条论述伤寒吐后转属阳明燥实腹满的证治。"伤寒吐后,腹胀满",是指表证误吐伤津化燥、邪热入里、胃肠燥热、燥实阻结而成阳明燥实腹满之证。当伴腹痛拒按或按之则痛、不大便、发热、口渴、舌红苔黄燥、脉沉实有力等症,治当泻热和胃,润燥软坚,方用调胃承气汤。

以上三条原文突出"心烦""蒸蒸发热""腹胀满"症状,是从神志、热型、腹征等不同侧面辨析调胃承气汤证,具有重要的临床指导意义。

【病机】阳明腑实初结,燥实甚而痞满轻。

【治法】泻热和胃,润燥软坚。

【方药】调胃承气汤方

甘草_(二两炙)　芒消_(半升)　大黄_(四两)　清酒_(洗)

上三味，切，以水三升，煮二物至一升，去滓，内芒消，更上微火一二沸，温顿服之，以调胃气。

【方义】调胃承气汤由甘草、芒硝、大黄组成。方中大黄苦寒泻热，荡涤胃肠；芒硝咸寒，泻热通便，润燥软坚；炙甘草甘平和中，顾护胃气，且能缓硝、黄泻下峻猛之性，使其作用和缓，泻下而不伤正。三物相合，集苦寒、咸寒、甘平于一方，共奏泻热和胃，润燥软坚通便之功。本方的服用方法有两种：一是207条的"温顿服之"，使药力集中，以泻热和胃，通下腑实；二是太阳病篇第29条，"少少温服之"，以泻热和胃，而不在于速下。

【原文】阳明病，其人多汗，以津液外出，胃中燥，大便必硬，硬则谵语，小承气汤主之。若一服谵语止者，更莫复服。（213）

阳明病，谵语发潮热，脉滑而疾①者，小承气汤主之。因与承气汤一升，腹中转气②者，更服一升；若不转气者，勿更与之。明日又不大便，脉反微涩③者，里虚也，为难治，不可更与承气汤也。（214）

【词解】

①脉滑而疾：脉象圆滑流利，搏动很快。

②转气：即转矢气，指肠腑有气从肛门排出，俗称放屁。

③脉反微涩：脉象微而无力，往来艰涩不流利。

【提要】津伤胃燥致阳明腑实证的证治及禁例。

【释义】213条阐明了汗多、津伤、胃燥、便硬和谵语之间的关系。阳明病里热炽盛，迫津外泄，故多汗。汗多津伤，胃肠干燥，失于濡润而传导不利，燥热与肠中糟粕相结，大便干硬难解。腑气不通，浊热上扰心神则谵语。正如柯琴《伤寒来苏集·伤寒论注·阳明脉证》所言"多汗是胃燥之因，便硬是谵语之根"。本证治用小承气汤泻热通便，消滞除满，使大便通利，腑气通畅，浊热得泻，则谵语自除。同时指出"若一服谵语止者，更莫复服"，寓有中病即止，以免过剂伤正。

214条论阳明腑实轻证的辨治及注意事项。阳明病见谵语，发潮热，为里热炽盛，腑实已成，热扰神明所致，大、小承气汤证皆可见之，但主以小承气汤治疗，关键在于"脉滑而疾"，此脉说明燥热结实不甚，与脉沉实有力、手足濈然汗出的大承气汤证不同。但谵语、潮热已见，故小承气汤不按常法服六合，而是加服至一升。服小承气汤后，大约有三种不同反应：一是出现腹中转矢气现象，说明肠中燥屎被药力推动，气机运转，浊气下趋，可乘势复下，更服小承气汤一升以泻下燥屎；二是肠中无矢气转动，为肠中无燥屎阻结，浊热之气不甚，或大便初硬后溏，则不可再服小承气汤；三是服药后大便虽通，但次日又不大便，脉由滑疾变为"微涩"，乃气虚血少，正虚邪实之象，攻之伤正，补虚恋邪，攻补两难，故曰"难治"，不可单纯再用承气汤一类攻下之剂，而应采用攻补兼施之法，选用黄龙汤或新加黄龙汤一类方剂。

【病机】胃肠燥结成实，腑气不通，燥坚不著，痞满较甚。

【治法】泻热通便,消滞除满。
【方药】小承气汤方

大黄_{四两}　厚朴_{二两炙去皮}　枳实_{三枚大者炙}

上三味,以水四升,煮取一升二合,去滓,分温二服。初服汤当更衣,不尔者尽饮之,若更衣者,勿服之。

【方义】小承气汤方中大黄苦寒,泻热去实,推陈致新;厚朴苦辛温行气除满,枳实苦微寒破气消痞,合为泻热通便,消痞除满之剂。本方即大承气汤去芒硝,减少枳实、厚朴用量而成,其泻热及攻下之力较大承气汤为弱,故名小承气。

3.大承气汤证

【原文】二阳并病,太阳证罢,但发潮热,手足挚挚汗出,大便难而谵语者,下之则愈,宜大承气汤。(220)

【提要】二阳并病转属阳明腑实的证治。

【释义】二阳并病是指太阳病未罢,阳明病继起。若太阳表证已罢,邪气悉入于里,出现潮热、谵语、手足挚挚汗出、大便难等症,为热结阳明,燥结成实之证。本条中"手足挚挚汗出"具有重要的辨证意义。阳明主四肢,燥实内结迫津外泄而见汗出,但阳明腑实重证胃肠干燥,津亏热结,不能周身汗出,仅见"手足絷絷汗出"。本证燥热结实较重,治宜大承气汤攻下实热,荡涤燥结。

【病机】阳明燥热结实,腑气壅滞,痞满燥坚实俱甚。

【治法】攻下实热,荡涤燥结。

【方药】大承气汤方

大黄_{四两,酒洗}　厚朴_{半斤,炙,去皮}　枳实_{五枚,炙}　芒消_{三合}

上四味,以水一斗,先煮二物,取五升,去滓,内大黄,更煮取二升,去滓,内芒消,更上微火一两沸,分温再服,得下余勿服。

【方义】大承气汤由大黄、厚朴、枳实、芒硝组成。方中大黄苦寒泻热去实,荡涤胃肠;芒硝咸寒软坚润燥,泻热通便。枳实、厚朴辛散消痞,行气除满。四物相合,共奏峻下实热,荡涤燥结之功。方中厚朴用量是大黄的二倍,目的在于加强行气泄满消痞之力;大黄后下则通腑攻下之力尤强。本方量大力猛,作用快速,能承顺胃气舒转下行,适用于阳明腑实之重症,为峻下之剂,故名大承气汤。

【原文】阳明病,谵语有潮热,反不能食者,胃中必有燥屎五六枚也;若能食者,但硬耳。宜大承气汤下之。(215)

伤寒,若吐、若下后,不解,不大便五六日,上至十余日,日晡所发潮热,不恶寒,独语如见鬼状。若剧者,发则不识人,循衣摸床^①,惕而不安,微喘直视,脉弦者生,涩者死。微者,但发热谵语者,大承气汤主之。若一服利,则止后服。(212)

【词解】①循衣摸床:同捻衣摸床。指患者神识不清时,两手不自觉地反复摸弄衣被床帐。

【提要】阳明燥实内结的辨治及预后判断。

【释义】215条以能食与否辨阳明腑实之轻重。"宜大承气汤下之"应接在"胃中必有燥屎五六枚也"句下,属倒装文法。阳明病见谵语、潮热,是阳明腑实已成的主要见证,但燥结的轻重程度如何,可根据病人的进食情况加以判断。一般而言,胃热盛当消谷善饥,今反不能食,是因胃肠燥热结实,腑气壅滞所致。此属燥结较重之候,宜用大承气汤攻下。若能食,说明燥结轻浅,气机阻滞不甚,大便虽硬而不甚,证情较轻,用小承气汤轻下即可。

212条论阳明腑实重证的辨治及预后判断。本条可分作三段理解:自条首至"独语如见鬼状"为第一段,是论述阳明腑实重证的成因及证候表现。伤寒表证,误用吐下,津液大伤,表邪入里,化热化燥转属阳明,热结成实,肠中燥屎结滞,腑气壅滞,则见五六日甚至十余日不大便。多日不大便,说明燥结里实较重,必伴腹满硬痛拒按。日晡所发潮热是阳明腑实证典型的热型,是随阳明经气当旺之时发热定时增高。不恶寒说明表证已罢,里热亢盛而充斥内外。肠腑燥实,阳明浊热上扰,心神内乱则见谵语。此时燥结里实已甚,用大承气汤攻下燥实,通腑泄热,其病可愈。

"若剧者"至"涩者死"为第二段,指出上证失治而使病情进一步恶化及据脉辨预后。"若剧者",是指上证延误失治,病证日重。燥热耗伤阴津、热极津竭、心神无所主持,则见神识昏糊、循衣摸床、惊惕不安等症。微喘,是呼吸急促而表浅,由于燥结里实,腑气不通,肺失清肃而气机上逆所致。肝肾阴津乏竭,目系失养则直视,即目瞪而转动不灵活,属动风见症之一。此时病情险恶,正虚邪实,可参照脉象以推断其预后。若脉弦长,为阴液未至全竭,胃气尚存,尚有生机,故曰生;若脉短涩者,是阴液已竭,胃气已亡,攻补两难,预后险恶,故曰死。此时救治之法,当急下救阴,可选用后世的黄龙汤、新加黄龙汤、增液承气汤等方剂。

"微者"至条文末尾为第三段,是遥承第一段重申大承气汤证,又紧接第二段文义,与"剧者"相对举,说明病不增剧,病情较轻者,仅见发潮热、谵语、不大便、腹满硬痛等腑实内结之证,是津伤而未竭,可用大承气汤攻下实热燥结。但也应中病即止,若一服而大便通利,则止后服,以免过下伤正。

大承气汤、小承气汤、调胃承气汤均为苦寒泻下之剂,都用于治疗阳明腑实证。其病机皆为燥热与糟粕结于肠,腑气不通,都以腹满疼痛、不大便、舌苔黄、脉实有力等为主证。但其燥结腑实程度有轻重之别,证情有缓急之分。调胃承气汤不用行气的枳实、厚朴,而芒硝在三方中用量最大,又配以甘缓的甘草,重在泻热和胃;小承气汤以大黄通便,配以行气的枳实、厚朴,而厚朴的用量仅为大承气汤的1/4,且不用芒硝,重在消痞除满,主治阳明腑实轻证痞满为主者;大承气汤大黄后下,且配芒硝软坚润燥,通便泻热之力更强,又用枳实五枚、厚朴八两行气破结,药味多且用量大而力猛,为峻下剂,适用于痞满燥坚实俱甚的阳明腑实重证。

【原文】伤寒六七日,目中不了了①,睛不和②,无表里证③,大便难,身微热者,此为实

也。急下之,宜大承气汤。(252)

阳明病,发热汗多者,急下之,宜大承气汤。(253)

发汗不解,腹满痛者,急下之,宜大承气汤。(254)

【词解】

①目中不了了:了了,清清楚楚之意。目中不了了,即视物不清。

②睛不和:眼珠转动不灵活。

③无表里证:指外无发热恶寒头痛等表证,内无潮热谵语等里证。

【提要】论阳明三急下证。

【释义】252条论伤寒目中不了了、睛不和,治当急下存阴。外感病六七日,无发热恶寒等症,说明表证已罢,病邪入里而成阳明腑实之证。虽无潮热谵语等症,仅见大便难、身微热,病情似不急重,却用大承气汤急下,关键在于出现了"目中不了了,睛不和"。瞳仁为肾所主,肝开窍于目。《灵枢·大惑论》云:"五脏六腑之精气,皆上注于目而为之精。精之窠为眼,骨之精为瞳子……上属于脑……目者,五脏六腑之精也,营卫魂魄之所常营也,神气之所生也。"叶天士曰:"热邪不燥胃津,必耗肾液。"本证伤寒六七日即出现目中不了了、睛不和,是阳明病燥热极盛,燔灼脏腑精气,胃肾阴津欲竭之危重证候,且其病变发展迅速,故急用大承气汤峻下热结,釜底抽薪,以救欲竭之阴津。

253条论阳明腑实,发热汗多者,治当急下存阴。发热、汗多,是阳明病热证和腑实证共有的症状。一般而言,阳明病热证多为大热、大汗,腑实证多为潮热、手足濈然汗出。本条以大承气汤急下,应具有腹满疼痛拒按、不大便等腑实证的表现。在阳明腑实的基础上,发热汗多,反映了邪热炽盛,充斥内外,燥结里实,阴津消耗迅速,有热极津竭之势,故宜以大承气汤急下存阴。

254条论发汗后成阳明腑实重证,治当急下存阴。伤寒发汗不解,出现腹满痛者,可能因表证发汗太过,伤耗津液,邪从燥化而转属阳明内实,或为阳明热证误用汗法,津伤热炽而燥结成实。本证发汗后迅速出现腹满痛等症,示其津伤特甚,燥结里实较重,发展传变迅速,故当急早攻下,以泻下燥结而保存阴津。

上述三条为阳明三急下证,虽叙证不同,但皆具燥实内结,燥热亢极,阴津欲竭之特点,且病势快,病情急。欲挽将竭之阴津,必须釜底抽薪,急用峻下之法,直折燥热之锐势,才能达急下存阴之目的。三条中除252条属危重症之外,后两条似不甚急重,但热盛燥结里实阴液消亡之势已经显露,故当急下。否则燥热燔灼,燎原莫制,真阴竭尽,病必不治。因此,这几条也体现了张仲景"治未病"、防微杜渐的治疗学思想。

(二)润导法证

1.麻子仁丸证

【原文】趺阳脉①浮而涩,浮则胃气强,涩则小便数,浮涩相搏,大便则硬,其脾为约,麻子仁丸主之。(247)

【词解】①趺阳脉:即足背动脉,在冲阳穴处,属足阳明胃经,古人常用趺阳脉诊察胃气盛衰。

【提要】脾约的病机和证治。

【释义】趺阳脉属足阳明胃经,可候胃气盛衰。胃有燥热,即"胃气强",其脉因之浮,涩主脾运无力,趺阳脉象为浮象之中兼往来不流利,是谓浮而涩。《内经》曰:"饮入于胃,游溢精气,上输于脾,脾气散精,上归于肺,通调水道,下输膀胱,水精四布,五经并行。"脾为胃行其津液而灌溉四旁,今脾之转输功能受胃热之约束,不能为胃行其津液,致津液偏渗于膀胱,而肠道津少便燥,故见小便数,大便硬。治以麻子仁丸润肠泻热,缓通大便。

本证与小承气汤证皆可见小便数、大便秘结等症。但小承气汤证属阳明腑实,除不大便外,尚伴有潮热、谵语、腹满痛等症,治以通腑泻热,消滞除满。本证为脾约证,虽大便结硬,或数日不行,所排出之粪便多干燥坚硬,甚至屎黑而干小如羊粪状,但无腹无满痛之苦,第244条曰"小便数者,大便必鞕,不更衣十日,无所苦也"。其病机为胃强脾弱,津液不布,肠燥便秘,故治以润肠滋燥通便。

【病机】胃强脾弱便结。

【治法】润肠滋燥,缓通大便。

【方药】麻子仁丸方

芍药 枳实半斤 大黄 厚朴 杏仁 麻子仁二升　　芍药半斤　枳实半斤,炙　大黄一斤,去皮　厚朴一尺,炙,去皮　杏仁一升,去皮尖,熬,别作脂

上六味,蜜和丸如梧桐子大,饮服十丸,日三服,渐加,以知为度。

【方义】本方由小承气汤加麻子仁、杏仁、芍药、蜂蜜而成。方中麻子仁润肠滋燥、通利大便,用量最重,为君药。配以杏仁、芍药润脾燥、安脾阴,为臣药。大黄、枳实、厚朴泄热去实,行气导滞,共为佐药。蜂蜜润燥滑肠,为使药。以蜜和丸,服用时渐加,以知为度,乃缓缓润下之义。

【原文】阳明病,脉迟,虽汗出,不恶寒者,其身必重,短气,腹满而喘,有潮热者,此外欲解,可攻里也。手足濈然汗出者,此大便已硬也,大承气汤主之;若汗多,微发热恶寒者,外未解也,其热不潮,未可与承气汤,若腹大满不通者,可与小承气汤,微和胃气,勿令至大泄下。(208)

【提要】论大小承气汤证的证治及兼表证时的处理原则。

【释义】本条当分三段来理解。第一段从"阳明病"至"大承气汤主之",论述大承气汤的证治。迟脉多主寒,但本条之脉迟,是因肠中燥屎阻结,腑气不通,脉道不利之故,必迟而有力。虽汗出却不恶寒,可知已无表证。肠中燥实内结,腑气壅滞,外则影响经脉气血运行而身重,内则阻滞气机,而见短气腹满;肺与大肠相表里,肠中有燥屎阻结,肺失宣降,故腹满而喘。如果再见到潮热,是阳明腑实已成,可用承气汤攻下里实。但是根据病症的轻重不同,攻下也当有所区别。若有潮热,又见手足濈然汗出,则说明"大便已鞕也"。因四肢禀气于脾胃,阳明肠腑燥热迫津液外泄而津亏,故不能全身出汗而仅见手足濈然汗出,此时当用大承气汤峻泻里实。

第二段从"若汗多"至"未可与承气汤",指出表证未解,腑实未成者,不可用承气汤攻下。阳明病虽见汗多,但有发热恶寒,可知表证未解,其无潮热,则腑实未成,不可用承气汤类攻下剂。

第三段从"若腹大满不通"至"勿令至大泄下",论述小承气汤的证治。阳明腑实已成,而见腹大满不通,但无手足濈然汗出等症,是腑气壅滞较甚,痞满显著,燥结里实较轻,不可用大承气汤峻攻,只可用小承气汤轻下以和胃气,以免大泄下损伤胃气而出现变证。

(三)下法禁例

【原文】伤寒呕多,虽有阳明证,不可攻之①。(204)

阳明病,心下硬满者,不可攻之,攻之利遂不止者死,利止者愈。(205)

【词解】

①攻之:此处指用承气汤攻下而言。

【提要】论阳明禁下证。

【释义】204条论伤寒呕多,病机向上者禁用攻下。呕多指呕吐频繁。阳明证呕多,若见于阳明腑实证,伴有腹满痛、不大便、潮热谵语等,自当攻下。若为阳明胃热,胃气上逆,气逆而呕,因为无形邪热内扰,病机向上,而非有形燥结里实阻滞,故不可逆其病机而妄用攻下之法。若为少阳兼阳明腑实,当以和解少阳为先或以大柴胡汤、柴胡加芒硝汤两解少阳阳明。后世医家对呕多有多种见解,如沈明宗曰:"恶寒发热之呕属太阳,寒热往来之呕属少阳,但恶热不恶寒之呕属阳明。然呕多则气已上逆,邪气偏侵于上脘,或带少阳,虽有阳明证,慎不可攻也。"

205条论阳明病见心下硬满者禁用攻下及误下后的变证与预后。阳明病腹部硬满为肠中有燥屎内结,可用攻下之法。今见心下硬满,为病位偏于上部,阳明邪热壅聚心下,气机阻滞而成,尚未入腑化燥成实,故不可攻下。若误用攻下之法则会损伤脾胃,使邪气内陷而形成下利的变证。若下后利不止说明脾胃阳气衰败,预后不良;若下后利能自止,则伤中较轻,胃气有渐复之机,预后较好。也有认为心下硬满乃阳明中寒,属虚硬虚满,此处意在鉴别。

三、阳明病寒证

【原文】食谷欲呕,属阳明也,吴茱萸汤主之。得汤反剧者,属上焦也。(243)

【提要】论阳明中寒食谷欲呕的证治及与上焦有热之呕逆证的鉴别。

【释义】食谷欲呕病位有中焦上焦之分,病性亦有寒热之别。据190条"阳明病,不能食者,名中寒"之说,本证之食谷欲呕当属阳明中寒证。因胃阳虚弱,受纳腐熟无权,食物积滞于中,或中阳亏虚,寒饮内停,使胃失和降,浊阴上逆,则食谷欲呕。本证之呕吐物多为清稀痰涎或杂有不消化的食物,无馊腐气味,伴纳差、胃脘隐痛、便溏、舌淡苔白、脉沉缓或沉迟无力等,治用吴茱萸汤温胃散寒,益气降逆止呕。如上焦有热,胃气上逆之食谷欲呕者,若服用辛温的吴茱萸汤,是以热治热,势必加重病情。呕逆之热证,呕吐物气味酸腐,伴口渴、舌红苔黄、脉数有力等症。临证当认真分析辨别。

【病机】胃中虚寒,浊阴上逆。

【治法】温中散寒,降逆止呕。

【方药】吴茱萸汤方

吴茱萸 一升,洗　　人参 三两　　生姜 六两,切　　大枣 十二枚,擘

上四味,以水七升,煮取二升,去滓,温服七合,日三服。

【方义】吴茱萸汤由吴茱萸、人参、生姜、大枣组成。方中吴茱萸辛苦温为主药,温胃散寒,降逆止呕;重用辛温之生姜散寒止呕,增强吴茱萸温胃降逆止呕之力。人参、大枣补中益气、养津液。合为温中降逆,散寒止呕之剂。

第三节　阳明病变证

一、发黄证

(一) 湿热发黄证

1.茵陈蒿汤证

【原文】阳明病,发热汗出者,此为热越①,不能发黄也。但头汗出,身无汗,剂颈而还,小便不利,渴引水浆者,此为瘀热②在里,身必发黄,茵陈蒿汤主之。(236)

伤寒七八日,身黄如橘子色,小便不利,腹微满者,茵陈蒿汤主之。(260)

阳明病,无汗,小便不利,心中懊憹者,身必发黄。(199)

【词解】

①热越:越有外扬之义,热越即热邪向外发泄。

②瘀热:"瘀"和"郁"可通用,瘀热即邪热郁滞。

【提要】论阳明湿热蕴结发黄的证治。

【释义】236 条主论阳明湿热蕴结发黄的病机与证治。阳明病里热炽盛故发热汗出,汗出可使里热宣达于外,热不内蕴则不能发黄。若见但头汗出、周身无汗,则里热难于宣达于外;小便不利则里湿无出路而蓄积于内。湿与热相合,湿热内郁,气化受阻,津不上承故渴饮水浆。湿热郁遏,热不得越而熏蒸于上则见但头汗出,身无汗。湿阻气机,水道不通,则小便不利。湿热郁遏中焦,熏蒸肝胆,胆汁外溢,则身必发黄。无汗或汗出不畅,小便不利是湿热内郁的常见症状;同时,又因无汗或汗出不畅致里热不能发散于外而热愈盛,小便不利使湿浊无下泄之途而湿更甚,则进一步加重了湿热内郁的程度,促进了发黄证的形成,故无汗、小便不利又是致黄的重要因素。治疗当用茵陈蒿汤清利湿热以退黄。

260 条补充湿热发黄的证候特点。身黄如橘子色,即色泽鲜明而润泽,当属阳黄,为

湿热发黄的特点。湿热蕴结，腑气壅滞故腹满。湿热交阻，湿不得下泄，所以小便不利。当用茵陈蒿汤清利湿热退黄。

199条再论阳明湿热发黄的病因病机。阳明热与湿合，热因湿滞不得外越而无汗，湿因热阻不得下泄而小便不利。湿热蕴蒸，上扰心胸则心烦懊忱。湿热蕴结，熏蒸肝胆，胆热液泄，而见身黄、目黄、小便黄等黄疸症状。

【病机】湿热郁结，熏蒸肝胆，腑气壅滞。

【治法】清热利湿，导滞退黄。

【方药】茵陈蒿汤方

茵陈蒿_{六两}　栀子_{十四枚，擘}　大黄_{二两，去皮}

上三味，以水一斗二升，先煮茵陈减六升，内二味，煮取三升，去滓，分三服。小便当利，尿如皂荚汁状，色正赤，一宿腹减，黄从小便去也。

【方义】茵陈蒿汤是治疗湿热发黄的代表方。方中三味药皆为苦寒之品，苦能燥湿，寒能清热。其中茵陈蒿清热利湿，疏利肝胆，为清热除湿退黄的主药；栀子清热除烦，清泄三焦湿热而通调水道；大黄导热下行，以泄湿热郁结之毒邪，兼可化瘀。方后述及服药后的变化情况："小便当利，尿如皂荚汁状，色正赤，一宿腹减，黄从小便去也。"由小便不利转为小便通利，使湿热之邪从小便排泄以退黄。"一宿腹减"，亦说明原有腹满症状，服药后大小便通利，腑气壅滞有所改善，故腹满亦减。

2. 麻黄连轺赤小豆汤证

【原文】伤寒瘀热在里，身必黄，麻黄连轺^①赤小豆汤主之。（262）

【词解】①连轺：即连翘根。现均用连翘。

【提要】论湿热发黄兼表的证治。

【释义】本条叙证简略，结合以方测证，当属湿热发黄兼表之证。伤寒，指太阳表邪未解，风寒束表，腠理闭塞，当有发热恶寒、无汗等症状。"瘀热在里"即湿热邪气郁滞于里。寒邪束表，湿热之邪难以外越，湿热内蕴亦有碍表邪宣散，二者相互影响，使湿热郁结日甚，熏蒸肝胆而发黄。其黄亦为身黄、目黄、尿黄，属阳黄范畴。本证在治疗上单纯清利或单纯解表均非所宜，故用麻黄连轺赤小豆汤清热利湿退黄，解表散邪。

阳明湿热发黄有茵陈蒿汤证、栀子柏皮汤证、麻黄连轺赤小豆汤证三个方证。三方证的共同病机均为湿热蕴结，熏蒸肝胆，胆汁外溢肌肤而发黄。其证均为阳黄，以身黄、目黄、小便不利而黄、黄色鲜明如橘子色等为临床特征。其中茵陈蒿汤证湿热俱重兼腑气壅滞，见腹微满、大便秘结或不爽、苔黄腻等，治以清热利湿退黄兼通便泻热；栀子柏皮汤证为湿热发黄较轻，且热重于湿，以发热、心烦、口渴较着，治以清热为主兼除湿退黄；麻黄连轺赤小豆汤证是湿热发黄兼表邪未解，症见发热恶寒、无汗、身痒等，治以表里双解，解表散邪，清热利湿退黄。

【病机】湿热蕴结发黄，风寒束表。

【治法】清热利湿退黄，兼解表散邪。

【方药】麻黄连翘赤小豆汤方

麻黄_{二两,去节} 连轺_{二两} 杏仁_{四十个,去皮尖} 赤小豆_{一升} 大枣_{十二枚,擘} 生梓_{白皮切,一升} 生姜_{二两,切} 甘草_{二两,炙}

上八味,以潦水①一斗,先煮麻黄再沸,去上沫,内诸药,煮取三升,去滓,分温三服,半日服尽。

【方义】方中麻黄、杏仁、生姜辛温宣发,解表散邪。连轺、生梓白皮苦寒,能清热利湿退黄。赤小豆甘酸性平,利湿清热。炙甘草、大枣甘平和中。诸药合用,使表里宣通,湿热得以清利而黄自除,表解里和,其病可愈。潦水,地面流动的雨水。李时珍"降注雨水谓之潦,又淫雨为潦",谓其甘、平、微寒、无毒,成无己认为此方用潦水煎是取其味薄则不助湿气,现多用清水代之。方中生梓白皮药房不备,一般代以桑白皮。《医宗金鉴》说:"用麻黄汤以开其表,使黄从外而散。去桂枝者,避其热也;佐姜枣者,和其营卫也;加连轺、梓皮以泻其热,赤小豆以利其湿,共成治表实发黄之效也。连轺,即连翘根。无梓皮以茵陈代之。"

(二)寒湿发黄证

【原文】伤寒,发汗已,身目为黄,所以然者,以寒湿在里,不解故也。以为不可下也,于寒湿中求之。(259)

【提要】论寒湿发黄的禁例。

【释义】259条论述寒湿发黄的病机与治法、禁忌。伤寒发汗太过,损伤中阳,脾胃运化失职,寒湿内生;或素体脾虚寒湿内生,或阳明里热实证清、下太过伤及脾胃阳气,以致寒湿中阻,肝胆疏泄不利而身目发黄。"以寒湿在里不解故也",点明了本证的病机关键为寒湿中阻。此种因寒湿而致的发黄证为阴黄,与湿热发黄的阳黄不同。寒湿皆为阴邪,故其黄色晦暗如烟熏而无光泽。从病机分析和临床实践来看,因寒湿中阻,脾胃运化失职,气机不利,尚见神疲乏力、畏寒肢冷、口不渴、食欲不振、脘腹痞满、大便稀溏、舌淡苔白腻,脉多沉迟或沉缓无力等症。寒湿发黄的治疗,条文中仅指出"于寒湿中求之",即温中散寒除湿退黄,但没有具体方药,后世医家提出可用茵陈五苓散、茵陈四逆汤、茵陈术附汤等方剂。下法损伤中阳,则寒湿更盛,加重病情,故曰"以为不可下也"。

二、蓄血证

【原文】阳明证,其人喜忘①者,必有畜血②。所以然者,本有久瘀血,故令喜忘。屎虽硬,大便反易,其色必黑者,宜抵当汤下之。(237)

【词解】

①喜忘:喜,作"善"字解。喜忘即健忘之意。

②畜血:"畜"同"蓄",瘀血停留叫蓄血。

【提要】论阳明蓄血证。

【释义】237条论阳明蓄血的成因与证治。阳明蓄血证是阳明邪热与宿有的瘀血相结而成。阳明证,即病在阳明,若又见喜忘,则为阳明蓄血证。因心主血脉,又主神明,阳明邪热与宿瘀相合,心神被扰;加之瘀血久积,血滞于下,下实上虚,心神失养,而见喜忘。正如《素问·调经论》中云:"血气未并,五脏安定……血并于下,气并于上,乱而喜忘。"阳明热盛津伤则大便燥结,而血属阴,其性濡润,肠中旧有的离经之瘀血,与硬粪相混杂,故大便虽硬却排出反易,所排之便色黑亮如胶漆,此为阳明蓄血的特征之一。阳明蓄血证的成因和证候表现虽与太阳蓄血证不同,但热与血结的病机相同,故治疗仍用泻热逐瘀之法,用抵当汤下之。

  阳明病篇系统地讲述了阳明病及其变证的辨证论治。阳明病以"胃家实"为提纲,揭示了阳明病里热实证的病机实质。阳明病的主要脉证是身热,汗自出,不恶寒,反恶热,脉大。阳明病本证根据邪热是否与肠中糟粕相结而分为阳明热证、阳明实证。热证宜清,实证宜下。阳明热证包括热郁胸膈之栀子豉汤证、胃热炽盛之白虎汤证、热盛津气两伤之白虎加人参汤证、阴虚水热互结之猪苓汤证,治则分别是清宣郁热、辛寒清热、清热益气,生津止渴以及育阴清热利水。腑实证治当苦寒攻下,方以三承气汤为代表。其共同表现有腹部胀满、大便秘结、舌红苔黄燥、脉沉有力等,但由于燥结里实的程度有轻有重,病势有缓有急,故攻下药力有大有小。调胃承气汤证以燥实为主,痞满不甚,重在泻热和胃;小承气汤证痞满较重,燥实不甚,治以泻热通便,消痞除满;大承气汤为痞满燥坚实俱甚的腑实重证,治以峻下实热,荡涤燥结。腑实重证更甚者,出现燥热亢极,真阴欲竭之证,当用大承气汤急下存阴,力挽危局。脾约证治宜润下,方用麻子仁丸。

  阳明病变证主要有发黄证和血热证。发黄证包括阳明湿热发黄、寒湿发黄。湿热发黄证中,若湿热俱重兼里实者,治以茵陈蒿汤清热利湿退黄兼通便泻热;若热重于湿者,治用栀子柏皮汤清热为主兼除湿退黄;若兼表邪未解者,表里双解,方用麻黄连轺赤小豆汤解表散邪,清热利湿退黄。寒湿发黄治疗当"于寒湿中求之",即温中散寒,除湿退黄。阳明气分邪热不解,深入血分,可致多种血分热证。若热与血(宿瘀)结形成蓄血证,以喜忘、大便硬色黑易解为主证,治以抵当汤破血逐瘀。阳明病还有中风、中寒之辨:能食为中风,不能食为中寒。阳明中寒证治用吴茱萸汤证,温中和胃、降逆止呕。

第二章
辨少阳病脉证并治

少阳病是邪犯少阳,胆火内郁,枢机不利所致的疾病,是外感热病发展过程中病邪由表入里的中间阶段。少阳病病性属热,病位在半表半里,故少阳病的性质为半表半里的热证。

少阳包括手少阳三焦、足少阳胆,并分别与手厥阴心包、足厥阴肝相表里。足少阳胆经之脉,起于目锐眦,上抵头角,下耳后,入耳中,至肩入缺盆,下胸贯膈,络肝属胆,行人身之侧;手少阳三焦经之脉,起于无名指末端,行上臂外侧,至肩入缺盆,布于胸中,散络心包,下贯膈属三焦。

少阳的生理功能特点可以概括为三个方面:其一,阳气始生,正气较弱。少阳又称"一阳""稚阳""小阳"。少阳乃阳气初生,虽生机勃发,应春生之气,然初生者阳气必少,其气尚微,抗病能力较弱。其二,疏利气机,通调水道。胆性正直,善于决断,与人体情志有关,三焦则主疏通水道。胆与三焦经脉相联,功能相关,胆腑疏泄正常,则枢机运转,三焦通利,水火气机得以升降自如,可使上焦如雾,中焦如沤,下焦如渎,各有所司。其三,三阳离合,少阳为枢。太阳主表,是敷布阳气以卫于外故为开;阳明主里,受纳阳气以支援内脏故为阖;少阳居于半表半里之间,转枢内外故为枢。这三经开阖枢的作用,是相互为用,调合统一而不能相失。所以少阳为枢,居半表半里之位,为人身阴阳气机升降出入开阖的枢纽。

少阳病成因有两个来路:一是本经受邪,多因素体虚弱,抗邪无力,外邪侵袭,直犯少阳;二是他经传入,或因太阳失治误治,邪传少阳或因三阴正气来复转出少阳。

少阳病以"口苦,咽干,目眩"为提纲,虽反映少阳火邪为病的特点,然邪入少阳尚有枢机不利,正邪分争,影响脾胃功能一面,如往来寒热,胸胁苦满,默默不欲饮食,心烦喜呕,脉弦等症。

少阳外邻太阳,内近阳明,病邪每多传变,则证情常有兼挟。若少阳兼太阳表证,可见发热微恶寒,肢节烦疼,微呕,心下支结等;治宜和解发表之法并用,方用柴胡桂枝汤。若兼阳明里实证,则见呕不止,心下急,郁郁微烦,或兼潮热,大便硬等;治宜和解兼通下之法,方用大柴胡汤。若兼水饮内停,证见胸胁满微结,小便不利,渴而不呕,但头汗出,往来寒热,心烦者;治宜和解与温化水饮并行,方用柴胡桂枝干姜汤。更有少阳病因误治失治,导致病邪弥漫,表里俱病,虚实兼见,因而出现胸满、烦惊、小便不利、谵语、身重等证;治法宜于和解少阳中,并用重镇安神、通阳和表、泻热去实之法,方用柴胡加龙骨牡蛎汤。

少阳病治疗原则以和解为主。小柴胡汤是其主方,汗、吐、下三法均属禁忌之例。但因病情有变化,证候有兼挟,故于和解中仍有兼汗兼下等不同治法。

少阳病大致有三种转归。一是少阳病虽正气不足,抗邪无力,但邪亦不甚,若治疗得法,多能表解里和而愈;二是失治、误治,每多转变,或伤津化燥邪入阳明;或误下伤阳传入太阴而;或表里相传而入厥阴,热与气相结而成痞证。三是误治邪陷,热与痰水相结而成结胸;或误治伤正,热与气相结而成痞证;或用吐下,耗伤气血,以致心失所养,胆气虚损,而出现心悸烦惊等变证。

第一节　少阳病纲要

一、少阳病提纲

【原文】少阳之为病,口苦、咽干、目眩①也。(263)

【词解】①目眩:头晕目眩。

【提要】少阳病提纲。

【释义】邪犯少阳,邪在半表半里,枢机不利,胆火上炎则口苦;灼伤津液则咽干;足少阳之脉起于目锐眦,且肝胆相为表里,内有经络相联,因肝开窍于目,胆热内郁,火热循经上扰,必头目昏眩。

因口苦、咽干、目眩三症已充分反映了少阳病胆火上炎,灼伤津液,火气为病的特点,故可以作为少阳病的辨证提纲。临证之时,见此三症,即可确认为病在少阳。

此外,少阳病除火气为病,胆热内郁,损伤津液的病机之外,尚有正邪分争,枢机不利,疏泄失职,胆木横逆,木邪犯土,脾胃受害的一面,故本条又应与96条所述之往来寒热,胸胁苦满,默默不欲饮食,心烦喜呕等症互相合参,临床辨证方能比较全面。

二、少阳病治禁

【原文】伤寒,脉弦细,头痛,发热者,属少阳。少阳不可发汗,发汗则谵语,此属胃。胃和则愈,胃不和,烦而悸。(265)

【提要】少阳伤寒禁汗及误汗后的变证与转归。

【释义】头痛发热者,三阳病皆有:若头痛连及项背,发热恶寒,脉浮是病在太阳之表,治宜汗解。若头痛多在前额,发热而脉大,是病在阳明之里,治宜清下。伤寒,脉弦细是邪犯少阳,胆热内郁,疏泄不利,加之正气不足,抗邪乏力所致。头痛发热多因胆火上扰,清窍不利。

邪在少阳,治宜和解,不可发汗,误汗则津液外泄,胃中干燥,促使邪气内传阳明,邪热上扰心神则谵语,治法当和胃泄热。误治变证,宜看胃气调和与否。若胃气和,实邪去,则谵语止而疾病愈。若胃气不和,热盛津伤,阴血不足,心失所养,故见烦、悸之症。此为少阳误汗所致,故少阳病禁用汗法。

第二节 少阳病本证

一、小柴胡汤证

【原文】伤寒五六日,中风,往来寒热①,胸胁苦满②,嘿嘿③不欲饮食,心烦喜呕,或胸中烦而不呕,或渴,或腹中痛,或胁下痞硬,或心下悸,小便不利,或不渴,身有微热,或咳者,小柴胡汤主之。(96)

【词解】
①往来寒热:即恶寒与发热交替出现。
②胸胁苦满:即病人苦于胸胁满闷不适。苦,作动词用。
③嘿嘿:形容词,即表情沉默,不欲言语。嘿,同"默"。

【提要】少阳病的证治。

【释义】伤寒或中风,约过了五六日之后,出现往来寒热,胸胁苦满,嘿嘿不欲饮食,心烦喜呕等症,这说明太阳表证已罢,邪入少阳。少阳位于太阳阳明之间,太阳为表,阳明为里,故少阳称半表半里。因少阳受邪,枢机不利,正邪分争,进退于表里之间,正胜则发热,邪胜则恶寒,邪正交争,互有胜负,呈现寒去热来,热去寒来,寒热交替,休作有时,故称为往来寒热。往来寒热是少阳病主要热型,也是少阳病主症之一,它既与太阳病发热恶寒同时并见者有异,亦与疟疾之寒热间日或一日一作、发有定时者有别,更与阳明病身热汗出、不恶寒、反恶热者不同。此种热型为少阳病所独有。邪犯少阳,经气不利,故见胸胁苦满。肝胆气郁,疏泄失职,故神情默默而寡言。胆热内郁,影响脾胃,脾失健运则不欲饮食。胆火内郁,上扰心神则心烦,胃失和降则喜呕。以上四症充分反映少阳病胆热内郁,枢机不利,脾胃失和的病理特点,治当和解少阳,畅达气机,使邪去病解。方用小柴胡汤。

少阳手足两经,络属胆与三焦,少阳之位,在表里之间,邪犯少阳,胆火内郁,三焦不利,内外失和,故其病变可及表里内外,上下三焦。加之邪正交争,互有胜负,故少阳病势不定,变化多端,因此少阳病多见或然之症。如邪郁胸胁,未犯胃腑,则胸中烦而不呕;邪热伤津则口渴;肝胆气逆,横逆犯脾则腹中痛;邪郁少阳较甚则胸胁苦满;邪犯少阳,影响水液运行,水停心下则心下悸;水停下焦,膀胱气化不行则小便不利;表邪未解,津液未伤则不渴,身有微热;寒饮犯肺,肺气上逆则咳。以上诸症,虽症状各异,但总的病机仍是胆热内郁,枢机不利,故仍当以小柴胡汤加减化裁治之。

【病机】邪犯少阳,胆火内郁,枢机不利。

【治法】和解少阳,调达枢机。

【方药】小柴胡汤方

柴胡_半斤_　黄芩_三两_　人参_三两_　半夏_半斤(洗)_　甘草_(炙)_　生姜_三两(切)_　大枣_十二枚(擘)_

上七味,以水一斗二升,煮取六升,去滓,再煎取三升,温服一升,日三服。若胸中烦而不呕者,去半夏、人参,加栝楼实一枚;若渴,去半夏,加人参合前成四两半、栝楼根四两;若腹中痛者,去黄芩,加芍药三两;若胁下痞硬,去大枣,加牡蛎四两;若心下悸、小便不利者,去黄芩,加茯苓四两;若不渴,外有微热者,去人参,加桂枝三两,温覆微汗愈;若咳者,去人参、大枣、生姜,加五味子半升、干姜二两。

【方义】小柴胡汤为和解少阳之主方。柴胡气质轻清,味苦微寒,可疏解少阳郁滞;黄芩苦寒,气味较重,清泄邪热,可使少阳胆腑邪热内消。柴芩合用,外透内泄,疏解少阳半表半里之邪。半夏、生姜调和胃气,降逆止呕。人参、炙甘草、大枣益气和中,扶正祛邪,使中土健旺,不受木邪之害。本方寒温并用,升降协调,攻补兼施,有疏利三焦,调达上下,宣通内外,和畅气机之作用,故为和解之良方。

本方用去滓再煎之法,乃因方中药性有寒温之差,味有苦、辛、甘之异,功用又有祛邪扶正之别,去滓再煎可使诸药气味醇和,从而发挥和解之功。

因证加减:如胸中烦而不呕,是邪气扰心,胃气尚和,故去甘壅之人参以免留邪,不呕则去半夏,加瓜蒌以清心除烦;如渴,是邪热伤津,故去温燥之半夏,加重人参用量以益气生津,并伍用天花粉清热生津;如腹中痛,是土被木乘,脾络失和,故去黄芩之苦寒,加芍药于土中泻木,和络缓急以止痛;如胁下痞硬,是邪气郁遏少阳较甚,去大枣甘能壅满,加牡蛎软坚散结,消滞除痞;如心下悸,小便不利,是三焦决渎失职,水饮内停,以水饮得冷则停,得淡则利,故去苦寒之黄芩,加淡渗之茯苓;如不渴,外有微热,是太阳表邪未除,无里热伤津之象,去人参壅补,加桂枝以解外;如咳者,属寒饮犯肺,去人参、大枣甘温壅气,生姜辛温之品,加干姜温中化饮,加五味子敛肺止咳。

【原文】本太阳病不解,转入少阳者,胁下硬满,干呕不能食,往来寒热,尚未吐下。脉沉紧者,与小柴胡汤。(266)

【提要】太阳病转入少阳的脉证治法。

【释义】"本太阳病不解。"非太阳病仍在而不解,而是邪入少阳,疾病未能痊愈。说明少阳病既有本经受邪而发者,也有太阳传入者。胁下硬满即胸胁苦满之甚,由少阳受邪,经气不利所致;干呕不能食与心烦喜呕,默默不欲饮食同义,由胆热内郁,木横克土,疏泄失职所致;往来寒热是典型的少阳热象,乃正邪交争所致。尚未吐下,自是未经误治,正气未伤,故无邪陷三阴之势。脉沉紧,是病已去表而转入少阳之象。太阳主表其脉浮,若脉由浮而转见为沉知疾病已发生了变化;紧,非少阳主脉,然弦之甚者,类似紧,故合称沉紧,此言脉象变化,再见胁下硬满,干呕不能食,往来寒热者,知病转属少阳,当和解枢机,故与小柴胡汤。

【原文】伤寒中风,有柴胡证,但见一证便是,不必悉具。凡柴胡汤病证而下之,若柴胡证不罢者,复与柴胡汤,必蒸蒸而振①,却复发热汗出而解。(101)

【词解】①蒸蒸而振:周身振栗颤抖,战汗前的状态。蒸蒸,内热貌。振,战栗。

【提要】柴胡汤的使用法及误下后服柴胡汤的机转。

【释义】不论伤寒、中风,只要见到邪犯少阳的一部分主证,即可应用小柴胡汤,不必主证悉备,以免贻误病情。文中"有柴胡证,但见一证便是,不必悉具"。所谓一证,当指少阳主症之一而言,即口苦、咽干、目眩、往来寒热、胸胁苦满、默默不欲饮食、心烦喜呕、脉弦等症状。临证之时,宜察证审因,详加辨析,虽见部分主证,但反映少阳枢机不利,胆火上炎的病机特点,确认为少阳病,即可应用和解之法,投以小柴胡汤治疗。不必等到所有症状都具备,以免耽误治疗。

病在少阳,见柴胡证,当用和解之法,不可攻下。若误用下法,当属误治,易使邪气内陷,产生变证;若下之后柴胡证仍在者,则知邪气未陷,仍可再用柴胡汤。惟误下之后正气受损,抗邪无力,服汤后正气得药力之助与邪抗争,正邪交争较为剧烈,必见蒸蒸发热,周身振抖,乃至正胜邪却之时,遂发热汗出而解。此种病解的机转过程,后世称为战汗。

【原文】伤寒,阳脉①涩,阴脉②弦,法当腹中急痛,先与小建中汤,不差③者,小柴胡汤主之。(100)

【词解】

①阳脉:指浮取。

②阴脉:指沉取。

③不差:谓病不愈。差,同"瘥"

【提要】少阳兼里虚寒证,治用先补后和之法。

【释义】伤寒,阳脉涩,是脉浮取而涩,为本虚,为脾胃虚弱,气血不足。阴脉弦,是脉沉取而弦,邪入少阳,木郁乘土之象。因邪郁少阳,脾气虚弱,气血俱亏,加之木邪乘土,筋脉失养,应见腹中拘急疼痛症状。此为少阳兼里虚之证,先与小建中汤,调和气血,建运中州,缓急止痛,扶正祛邪。若服汤后,脉弦不解,痛犹未止者,知少阳之邪未除,可投以小柴胡汤,和解少阳,运转枢机,使邪去痛止,为泄木和中之法。

本条与96条均有腹痛。96条腹痛,乃胆木内郁,横逆犯及脾胃,以少阳为主,脾虚次之,故以小柴胡汤去黄芩,加芍药,和解少阳兼以和络止痛;本条腹痛,以中焦虚寒为主,少阳之邪次之,故先宜小建中汤,温中补虚,固其根本,再投以小柴胡汤,和解少阳治其标。二者证情略似而治法不同,可以明确证候与治法之主从关系,显示仲景辨证论治精细之处。

【原文】伤寒四五日,身热恶风,颈项强,胁下满,手足温而渴者,小柴胡汤主之。(99)

【提要】三阳证见,治从少阳以和解为主。

【释义】伤寒四五日,身热,恶风,乃邪郁太阳之表;胁下满为邪犯少阳,枢机不利;手足温而渴为阳明里热及耗伤津液所致。颈项强为三阳兼有之证。因是太阳之脉循头下项行身之后；足阳明之脉下颈而行人身之前；足少阳之脉从耳后，下颈行人身之侧。合而言之，则颈项强属三阳。故三阳证见，邪气由表入里，表邪已微，里热未盛，邪郁少阳，汗吐下三法皆非所宜，治从少阳，法宜和解，主用小柴胡汤。使枢机运转，上下宣通，内外畅达，则三阳之邪，均可得解。但在运用小柴胡汤时，应根据表里轻重，详细分析，参照少阳或然证之例，治法于和解之小柴胡汤中，再根据表里证候之孰轻孰重，而适当加减治之。

【原文】阳明病，发潮热，大便溏，小便自可，胸胁满不去者，与小柴胡汤。(229)

【提要】阳明病柴胡证未去的治法。

【释义】阳明病，发潮热，潮热为阳明腑实特征，多为腑实已成之征，当伴有小便数，大便硬，腹部胀满疼痛等证。今虽见潮热，但无腹满硬痛，烦躁谵语之证，且大便溏泄，小便自调，是病及阳明，燥热未实，阳明腑证并未形成，再结合胸胁满不去，知少阳主证未解。邪在少阳半表半里之位，当从少阳论治，宜用小柴胡汤。

本条从病机而论，是少阳阳明同病，以少阳为主，不宜汗下，故以和解之法。若阳明燥结较甚，亦可和解兼以通下，取大柴胡汤之意灵活运用。

【原文】阳明病，胁下硬满，不大便而呕，舌上白胎者，可与小柴胡汤。上焦得通，津液得下，胃气因和，身濈然汗出而解。(230)

【提要】论阳明病柴胡证未罢的治法及小柴胡汤的作用机理。

【释义】本条是承接上条而来，与上条同属阳明病，但少阳柴胡证未罢，故主用和解法，从少阳论治。阳明病，不大便，若伴有腹满硬痛、潮热谵语等，则为阳明腑实证已成。今虽不大便，然硬满不在腹，而在胁下，舌苔不黄不燥，而为白色，知阳明腑实证未成，燥热尚轻，可见不大便，乃邪气壅滞，三焦不利，津液不布，胃肠失润所致。况且胁下硬满为邪在少阳，经气不利；呕又为胆热内郁，横逆犯胃，胃失和降所致；舌上白苔为热入未深，邪在半表半里之位。总之，胁下硬满而呕、舌上白苔，皆为少阳经病，虽不大便，不可攻下，故治从少阳，可与小柴胡汤加减化裁。

小柴胡汤为和解之剂，有疏利三焦、调达上下、宣通内外、和畅气机的作用。如上焦气机宣通，则胁下硬满可去；津液布达，胃肠得以润泽，则大便自调；胃气和降，则呕逆自除。俾三焦通畅，气机无阻，则周身濈然汗出而解。

第三节 少阳病兼变证

一、变证治则

【原文】若已吐下发汗温针，谵语，柴胡汤证罢，此为坏病，知犯何逆，以法治之。(267)

【提要】论少阳病误治后变证的治则。

【释义】本条承接266条太阳病不解,转入少阳,治当以和解为主。若误用涌吐、攻下、发汗、温针等治法,小柴胡汤证已不存在,出现谵语,此为误治的结果。此时病情恶化,证候复杂,脱离了六经病证的演变规律,故云"此为坏病"。此时的救治原则,应当四诊合参,审辨误治之逆,综合脉证,随证施治。本条提出对坏病的治疗原则"知犯何逆,以法治之"与第16条太阳病变证治则"观其脉证,知犯何逆,随证治之"前后呼应,体现了中医辨证论治的精神内涵。

二、柴胡桂枝汤证

【原文】伤寒六七日,发热微恶寒,支节①烦疼,微呕,心下支结②。外证未去者,柴胡桂枝汤主之。(146)

【词解】

①支节:指四肢关节。支,通肢。

②心下支结:指患者感觉心下有物支撑结聚。支,支撑;结,结聚。

【提要】论少阳兼太阳表证的证治。

【释义】伤寒六七日,为病邪传变之际,若见发热、微恶寒、四肢关节疼痛而烦,则为太阳表证未解,风寒邪气仍稽留于表;微呕、心下支撑结聚,为邪传少阳,枢机不利,胆热犯胃。综上所述,本证为太阳表证未解,邪传少阳,属于太阳少阳并病。"微恶寒"说明太阳表邪已微;"微呕"提示少阳病亦不重。因太阳、少阳之证俱轻,故用桂枝汤与小柴胡汤之合方减半投之,取名柴胡桂枝汤,以调和营卫,和解少阳。

【病机】少阳枢机不利,太阳营卫不和。

【治法】和解少阳,调和营卫。

【方药】柴胡桂枝汤方

桂枝一两半,去皮　　黄芩一两半　　人参一两半　　甘草一两,炙　　半夏二合半,洗　　芍药一两半　　大枣六枚,擘　　生姜一两半,切　　柴胡四两

上九味,以水七升,煮取三升,去滓,温服一升。本云人参汤,作桂枝法,加半夏、柴胡、黄芩,复如柴胡法。今用人参作半剂。

【方义】本方由桂枝汤、小柴胡汤各半量,合剂而成。用桂枝汤调和营卫,解肌祛风,以治太阳表邪;用小柴胡汤和解少阳,宣达枢机,以解少阳之邪。本方为太少双解之轻剂。

三、大柴胡汤证

【原文】太阳病,过经①十余日,反二三下之,后四五日,柴胡证仍在者,先与小柴胡汤;呕不止,心下急②,郁郁微烦者,为未解也,与大柴胡汤,下之则愈。(103)

伤寒发热,汗出不解,心下痞硬,呕吐而下利者,大柴胡汤主之。(165)

【词解】

①过经:指邪气离开本经而传入另一经。

②心下急：指胃脘部有拘急不舒或疼痛的感觉。心下，指胃脘部。急，拘急、窘迫之意。

【提要】论少阳兼阳明里实的证治。

【释义】本条可分两段理解。第一段："太阳病……先与小柴胡汤"，论述太阳病内传少阳，误治后少阳病仍在的证治。太阳经邪气内传少阳，而太阳病证已罢，谓之"过经"。邪入少阳，治当和解，不得妄用攻下，今"反二三下之"，此为误治。所幸患者正气尚旺，未造成变证。后四五日，柴胡证仍在，故仍可用小柴胡汤以和解少阳。

第二段："呕不止……下之则愈"，论述少阳兼里实的证治。若服用小柴胡汤后，见呕止烦除，则疾病向愈；若由"喜呕"变为"呕不止"，由"心烦"变为"郁郁微烦"，由"胸胁苦满"变为"心下急"等，此为屡用下法，病邪兼入阳明，化燥成实之故。证属少阳阳明并病之重症，故治疗当和解少阳与通下里实并用，方用大柴胡汤，下之则愈。

165条补充了少阳兼里实另一证型的治法。伤寒之发热，多能随汗出而解，今虽汗出而热不解，更见心中痞硬，呕吐而下利者，为太阳表邪已罢，内传少阳，兼阳明里实之证。阳明邪热内盛，迫津外泄，则汗出而热不解；邪入少阳、阳明，枢机不利，腑气壅滞，则心下痞硬；少阳胆热内郁，上犯于胃则呕吐，下迫大肠则下利，此下利属于热性下利，以臭秽不爽、里急后重、肛门灼热为特点。本证虽下利而里实仍在，故用大柴胡汤，和解少阳枢机，兼攻下里实。

大、小柴胡汤皆属和解少阳之方，但有是否兼有下法之别。本方用大黄、枳实、芍药，而无人参、炙甘草，故其清热泻火，疏通破结之力远胜于小柴胡汤。

【病机】少阳胆火内郁，兼阳明燥热里实。

【治法】和解少阳，通下里实。

【方药】大柴胡汤方

柴胡_{半斤}　黄芩_{三两}　芍药_{三两}　半夏_{半升,洗}　生姜_{五两,切}　枳实_{四枚,炙}　大枣_{十二枚,擘}

上七味，以水一斗二升，煮取六升，去滓，再煎，温服一升，日三服。一方加大黄二两，若不加，恐不为大柴胡汤。

【方义】本方由小柴胡汤去人参、炙甘草，加芍药、枳实、大黄而成。方中柴胡配黄芩，和解少阳枢机，清泄胆火郁热；半夏、生姜、大枣和胃降逆止呕；大黄、枳实通下里实，荡涤阳明燥热；芍药和营缓急止痛；去人参、甘草防止甘缓敛邪。诸药合用，共凑和解少阳、通下里实之功，为少阳阳明双解之剂。

原文所载本方无大黄。但方后注云："一方加大黄，若不加，恐不为大柴胡汤。"考《金匮要略》《肘后备急方》《备急千金要方》《外台秘要》诸书，大柴胡汤均有大黄，故当从之。惟从大柴胡汤临床应用进行分析，大柴胡汤具有一方两法，其大黄之取舍，应根据里实程度之轻重而定。

四、柴胡加芒硝汤证

【原文】伤寒十三日不解，胸胁满而呕，日晡所发潮热，已而微利。此本柴胡证，下之

以不得利,今反利者,知医以丸药下之,此非其治也。潮热者,实也。先宜服小柴胡汤以解外,后以柴胡加芒硝汤主之。(104)

【提要】论少阳兼阳明里实误下后的证治。

【释义】本条可分三段理解。

第一段:"伤寒十三日不解……已而微利",论太阳病日久,转属少阳兼阳明里实的证候;"伤寒十三日不解",表明太阳病迁延日久,病症犹未解除,有向里传变之势证见"胸胁满而呕",为邪入少阳,枢机不利;"日晡所发潮热"为邪传阳明,化燥成实之象。综上所述,证属少阳兼阳明里实证,治当和解少阳兼通下里实,当用大柴胡汤治疗,则诸证可愈。何以见大便"微利",必有缘故。

第二段:"此本柴胡证……此非其治之",论大便"微利"的原因。少阳兼阳明里实之证,应见大便秘结,今反下利,此为误用丸药攻下所致。考汉代攻下丸药,有以大黄为主的寒性泻下剂和以巴豆为代表的热性泻下剂两类。丸药性缓,不能荡涤胃肠之燥实,药力反稽留不去,虽有微利而病不解,或用温药下之,肠腑虽通,但燥热未除,故曰"非其治也"。

第三段:"潮热者……后以柴胡加芒硝汤主之",论本证的处理方法。本段言误治以后,潮热里实未去者,又因少阳病证未解,加之误用攻下,损伤正气,故先用小柴胡汤以和解少阳,扶正祛邪;若阳明燥热较重,再用柴胡加芒硝汤以和解枢机,泻热润燥。

本方与大柴胡汤皆可以治疗少阳兼阳明里实证,但病机、主治及治则各有侧重。大柴胡汤的病机为少阳兼阳明腑实证,主证为呕不止、心下急、郁郁微烦、心中痞硬、大便秘结等,治疗当和解少阳,攻下里实;本证之病机为少阳兼阳明燥结误用攻下,正气已虚,里实不甚,燥热较重,主证为胸胁满而呕、日晡所发潮热、伴有下利等,治疗当和解少阳,泻热润燥。可见大柴胡汤为少阳兼阳明里实重证而设,本方为少阳兼阳明里实轻证而设。

【病机】少阳兼阳明里实轻证。

【治法】和解少阳,泻热润燥。

【方药】柴胡加芒硝汤方

柴胡 二两十六铢　黄芩 一两　人参 一两　甘草 一两,炙　生姜 一两,切　半夏 二十铢,洗　大枣 四枚,擘
芒硝 二两

上八味,以水四升,煮取二升,去滓,内芒硝,更煮微沸,分温再服,不解更作。臣亿等谨按:《金匮玉函》方中无芒硝。别一方云,以水七升,下芒硝二合,大黄四两,桑螵蛸五枚,煮取一升半,服五合,微下即愈。本云,柴胡再服,以解其外,余二升加芒硝、大黄、桑螵蛸也。

【方义】本方为小柴胡汤加芒硝而成。方用小柴胡汤和解少阳,加芒硝咸寒以泻热润燥,软坚通便。因正气较虚,里实不甚,较之大柴胡汤,不取大黄、枳实荡涤实热,而用人参、炙甘草益气和中,且仅取小柴胡汤原方三分之一,加芒硝二两,其和解泻热之功均轻,为和解少阳、泻热通便之轻剂。

五、柴胡桂枝干姜汤证

【原文】伤寒五六日,已发汗而复下之,胸胁满,微结,小便不利,渴而不呕,但头汗出,

往来寒热,心烦者,此为未解也,柴胡桂枝干姜汤主之。(147)

【提要】论少阳兼水饮内结的证治。

【释义】伤寒五六日,经过汗下之法,见往来寒热、胸胁满微结、心烦等症,为邪传少阳之证。但又见小便不利,渴而不呕,但头汗出,知非纯属少阳,而是少阳兼水饮内结之证。少阳包括手足两经及胆与三焦两腑,少阳枢机不利,三焦决渎失司,则水饮内停。三焦水道不畅,水液内停,阳不化气,则小便不利;气化不利,津不上承则口渴;饮停三焦,未犯胃腑,故不呕;三焦失畅,水饮内结,阳气内郁不得外越,蒸腾于上,则见但头汗出而身无汗。治当和解少阳枢机,温阳化饮散结,方用柴胡桂枝干姜汤。

【病机】少阳枢机不利,兼水饮内结。

【治法】和解少阳,温阳化饮。

【方药】柴胡桂枝干姜汤方

柴胡_{半斤} 桂枝_{三两,去皮} 干姜_{二两} 栝楼根_{四两} 黄芩_{三两} 牡蛎_{二两,熬} 甘草_{二两,炙}

上七味,以水一斗二升,煮取六升,去滓,再煎取三升,温服一升,日三服,初服微烦,复服汗出便愈。

【方义】本方由小柴胡汤加减而成。柴胡配黄芩,和解少阳枢机;桂枝配干姜通阳化气,温化水饮;牡蛎、栝楼根软坚散结,生津止渴;炙甘草调和诸药。诸药合用,既可疏解少阳枢机,又可温化水饮。初服本方,正邪交争,则微烦,连续服药后少阳郁火得清,枢机得展,三焦畅达,表里通畅,汗出便愈。

六、柴胡加龙骨牡蛎汤证

【原文】伤寒八九日,下之,胸满烦惊,小便不利,谵语,一身尽重,不可转侧者,柴胡加龙骨牡蛎汤主之。(107)

【提要】论少阳邪气弥漫,烦惊谵语的证治。

【释义】伤寒八九日,误用攻下,损伤正气。致使邪入少阳,三焦不畅,枢机不利,邪气弥散。少阳之经循胸胁布季肋,邪入少阳,经气不利则胸胁满闷;胆火上炎,兼胃热上蒸,轻者心烦,重则谵语;少阳枢机不利,胆火内郁,决断失司,心神逆乱,则惊恐不安;三焦决渎失职,水道不畅,则小便不利;阳气内郁,三阳经气不利,气血运行不畅,则一身尽重,不可转侧。总之,本证属于伤寒误下,以邪入少阳,弥漫三焦,心神逆乱为基本病机,以烦惊谵语的临床表现为重点,治疗当和解少阳,通阳泻热,重镇安神,方用柴胡加龙骨牡蛎汤。

【病机】少阳枢机不利,邪气弥散,心神逆乱。

【治法】和解少阳,通阳泻热,重镇安神。

【方药】柴胡加龙骨牡蛎汤方

柴胡_{四两} 龙骨_{一两半} 黄芩_{一两半} 生姜_{一两半(切)} 铅丹_{一两半(去皮)} 人参_{一两半(去皮)} 桂枝_{一两半(去皮)} 茯苓_{一两半} 半夏_{二合半,洗} 大黄_{二两} 牡蛎_{一两半,熬} 大枣_{六枚,擘}

上十二味,以水八升,煮取四升,内大黄,切入棋子,更煮一两沸,去滓,温服一升。本云,柴胡汤今加龙骨等。

【方义】本方取小柴胡汤半量,去掉甘草,加龙骨、牡蛎、桂枝、茯苓、大黄、铅丹而成。方以小柴胡汤和解少阳枢机,清泄胆火,畅达三焦;加桂枝辛温以通达郁阳;加大黄泻热和胃;加茯苓淡渗利水,宁心安神;加龙骨、牡蛎、铅丹重镇安神。诸药合用,寒温并用,攻补兼施,共凑和解少阳,通阳泻热,重镇安神之功。

第四节　少阳病传变与预后

【原文】伤寒三日,少阳脉小者,欲已①也。(271)

【词解】①已:病愈。

【提要】论少阳病欲愈的脉象。

【释义】伤寒三日,邪入少阳之日,其脉当弦,而见脉小,《素问·离合真邪论》曰:"大则邪至,小则平。"脉小为脉象渐趋平和,提示少阳病邪渐衰而欲愈。本条以脉统证,揭示病机,判断预后。

本篇分四节讲述了少阳病的概说、少阳病本证、少阳病兼变证、少阳病及预后。少阳处于半表半里之阶段,内寓相火,主枢机。邪入少阳,枢机不利,胆火内郁是其主要病理特点,以口苦、咽干、目眩为临床辨证要点。然欲全面掌握少阳病主证,必须与96条的小柴胡汤证合参。

少阳病的治疗当以和解为主,禁用汗法、吐法和下法,主方为小柴胡汤。但小柴胡汤的临床应用,既要掌握其主治证候,即"往来寒热、胸胁苦满、默默不欲饮食、心烦喜呕"等症状,还要懂得其灵活使用方法。论中特别提出"伤寒中风,有柴胡证,但见一证便是,不必悉具",就体现了辨证论治的精髓。三阳症见,或阳明兼见少阳之证,治疗原则均以和解为主。又如"设胸胁满痛者""胸胁满而不去者""呕而发热者""续得寒热发作有时者",均与小柴胡汤,然有类似少阳病而禁用小柴胡汤者,第98条即是柴胡汤禁例。

少阳病除主证以外,还有兼证,亦有误治以后而形成的变证。治法虽以和解为主,然兼治之法各有不同。若少阳兼太阳表证,用柴胡桂枝汤,以和解少阳,调和营卫;若少阳兼有阳明里实证,主用大柴胡汤,和解少阳,攻下里实;对于里实不甚,正气较虚者,又主以柴胡加芒硝汤;若少阳兼三焦决渎失司,水饮内停,用柴胡桂枝干姜汤,以和解少阳,温阳化饮;若少阳兼表里俱病虚实互见,邪气弥散,心神逆乱,用柴胡加龙骨牡蛎汤,以和解少阳,通阳泄热,重镇安神。

少阳病有从太阳表证而来,有自发于少阳者,亦有里病向外,而从枢而外转者。病入少阳,阳盛则易入阳明之腑,阴盛易入三阴之脏。亦有病虽多日,而柴胡证仍在者,若患者正气尚旺,脾胃气和,亦不传变。更有少阳病经过误治,变为坏证,当随证治之。

第三章 辨太阴病脉证并治

太阴为三阴之始,其阴气较多。太阴包括手、足太阴二经和肺、脾二脏。足太阴脾经起于足大指内侧端,上行过内踝前缘,沿小腿内侧,交厥阴经脉前,沿大腿内前侧上行,入腹,属脾络胃,沟通了太阴与阳明的表里关系。足太阴脾脏主运化升清,主肌肉四肢,脾与胃相表里,经脉互相络属。脾主运化,胃主受纳,纳化相依;脾主升清,胃主降浊,升降相因;脾主湿,胃主燥,燥湿相济。相互配合,共同完成人体的消化吸收、营养输布和糟粕排泄,为人体后天之本,气血生化之源。

太阴病是三阴病的初始阶段,主要病机为脾阳虚馁,运化失司,寒湿内盛,升降紊乱,以腹满而吐,食不下,自利益甚,时腹自痛等为主要表现,属于里证、虚证、寒证。

太阴病的成因有二:一是脾阳素虚,外邪直接侵犯中焦,或忧思、饮食、劳倦伤脾,使脾胃虚弱,运化失职而发病;二是三阳病失治误治,损伤脾阳,而转为太阴病。

太阴病在三阴病中病情较轻,若治疗及时得当,一般预后较好。

第一节 太阴病纲要

【原文】太阴之为病,腹满而吐,食不下,自利①益甚,时腹自痛。若下之,必胸下结硬②。(273)

【词解】
①自利:不因攻下而自泻利。
②胸下结鞕:胃脘部痞结胀硬。

【提要】太阴病的提纲证及治禁。

【释义】太阴病为脾胃虚寒、寒湿内聚之病。脾土虚寒,中阳不足,脾失健运,寒湿内生,气机不畅则腹满;脾胃升降失职,浊阴上逆,则呕吐;脾胃虚弱,运化失职,则食不下;中阳不振,寒湿下注,则腹泻便溏,甚则下利清谷;寒邪内阻,气血运行不畅,故腹痛阵发。此病有腹胀满和疼痛,如果误以为是实证而予泻下之药,则脾阳更虚,寒湿凝结,出现胃脘部结硬。

本条所述诸症,反映了中阳不足、脾胃虚弱、寒湿内盛、升降失常的太阴病本质,故为太阴病提纲。

第二节 太阴病证

【原文】自利不渴者,属太阴,以其脏有寒①故也。当温之,宜服四逆辈②。(277)

【词解】

①脏有寒:太阴脾脏虚寒。

②四逆辈:四逆汤一类的方药,包括理中汤在内。

【提要】太阴病的主症、病机、治法及方药。

【释义】太阴病中阳不振,寒湿下注,则下利;太阴脾阳虚弱,寒湿之气弥漫,故不口渴。故自利不渴乃太阴虚寒下利的特点。下利的原因是"脏有寒","当温之"即言治法要用温药来温太阴脾脏,"宜服四逆辈"即言应该服用理中汤、四逆汤一类的方药。如果太阴病的中焦虚寒尚未导致肾阳虚衰,则应治以理中汤。若脾病及肾,出现脾肾阳虚而见下利清谷等症,则应治以四逆汤等。体现了张仲景随机应变,灵活遣方用药,以及既病防变的学术思想。

第三节 太阴病兼变证

一、太阴兼表证

【原文】太阴病,脉浮者,可发汗,宜桂枝汤。(276)

【提要】太阴病兼表证的证治。

【释义】太阴病为脾胃虚弱,寒湿内盛,故治疗一般不用汗法。本条"脉浮",提示太阴病兼有恶寒、发热、汗出等症。此时下利并不严重,根据标本缓急的治疗原则,可以先治其表,可用发汗解表、调和营卫的桂枝汤治之。且桂枝汤既能调和营卫,又可调补中焦,在解表的同时,扶助脾胃,可谓一举两得。

二、太阴腹痛证

【原文】本太阳病,医反下之,因尔腹满时痛①者,属太阴也,桂枝加芍药汤主之。大实痛②者,桂枝加大黄汤主之。(279)

【词解】

①腹满时痛:腹满疼痛,时轻时重,时作时止。

②大实痛:疼痛剧烈,拒按。

【提要】太阳病误下邪陷太阴的证治。

【释义】太阳病表邪不解,当用汗法解之。医者误用下法,以致邪气内陷于太阴。脾失运化,气机壅滞,则腹满;气血不和,太阴络脉瘀阻拘急,则腹痛阵作。本条"腹满时痛",既不伴呕吐,又不伴下利,自与太阴病提纲之"时腹自痛"有异,乃脾伤气滞络阻所致。此时寒湿内盛并不严重,故不用温中散寒、健脾除湿之法,而予桂枝加芍药汤以通阳益脾、活络止痛、调和气血。

"大实痛"则为疼痛剧烈,持续不减,其病势较"腹满时痛"为重。但此时并无潮热、谵语等阳明见症,说明其不为阳明病,而是邪陷太阴,太阴络脉瘀阻较甚,经络不通所致,故在上方的基础上酌加大黄以宣通中阳,兼以活血逐瘀、通络止痛。

【病机】脾虚气滞络瘀(桂枝加芍药汤证);

脾虚气滞络瘀,兼有腐秽实邪(桂枝加大黄汤证)。

【治法】通阳益脾,活络止痛;

通阳益脾,活络止痛,导滞泻实。

【方药】桂枝加芍药汤方

桂枝 三两(去皮)　芍药 六两　甘草 二两(炙)　大枣 十二枚(擘)　生姜 三两(切)

上五味,以水七升,煮取三升,去滓,温分三服。本云桂枝汤,今加芍药。

桂枝加大黄汤方

桂枝 三两(去皮)　大黄 二两　芍药 六两　生姜 三两(切)　甘草 二两(炙)　大枣 十二枚(擘)

上六味,以水七升,煮取三升,去滓,温服一升,日三服。

【方义】桂枝加芍药汤由桂枝汤配用芍药而成。方中重用芍药以活血和络,冀脾络通而腹痛止。桂枝温阳通络,生姜温阳散寒,甘草、大枣和中缓急。

桂枝加大黄汤,即桂枝加芍药汤再加大黄而成。大黄活血破瘀,并助芍药通络止痛,以治邪陷太阴,络脉瘀阻重证。

第四节　太阴病预后

一、太阴中风欲愈候

【原文】太阴中风,四肢烦疼,阳微阴涩而长者,为欲愈。(274)

【提要】太阴中风欲愈的脉症特点。

【释义】太阴属脾,脾主四肢,风中太阴,则四肢疼痛剧烈。脉浮取而微,为风邪不盛;沉取而涩,乃里虚湿滞。此为邪入太阴,太阴中风之证。"阳微"虽预示邪微,但"阴涩"为脾气不足。脾气不足无力驱邪外出,故欲解而不得。此时若涩脉转长,则为正气来复之征。正气来复即能祛邪外出,所以知为欲愈。

二、太阴阳复自愈证

【原文】伤寒脉浮而缓,手足自温者,系在太阴①。太阴当发身黄,若小便自利者,不能

发黄。至七八日,虽暴烦,下利日十余行,必自止,以脾家实②,腐秽当去故也。(278)

【词解】

①系在太阴:属于太阴。

②脾家实:此处"实"字非指邪实,乃脾阳恢复之意。

【提要】太阴病湿郁发黄和阳复自愈的两种转归。

【释义】病初为太阳病,见有脉浮,还当有发热、恶寒、头痛等病症。今脉由浮脉变为缓脉,即变为缓弱之脉象,说明病证由实转虚,由太阳内传。而手足自温,知病不在少阴和厥阴,因少阴、厥阴阳气虚甚,当见四肢厥逆。之所以手足自温,是因脾主四肢,邪入太阴,太阴虽虚,但未若少阴、厥阴之虚甚,阳气仍可达四末之故。

太阴病如果寒湿郁滞,湿无出路,影响肝胆疏泄功能,可导致寒湿发黄;如果小便通利,湿有出路,湿邪得以下泄,则不会出现寒湿发黄。

太阴病得之七八日,脾气恢复,肠中腐秽之物受到脾气充实的影响,以下利的形式,得以排泄而出,则太阴病痊愈。此时的骤然烦乱,是正复邪却、正邪剧争的反应。下利一日达十多次,是脾阳恢复、清阳能升、浊阴得降、肠中宿积的腐败秽浊向外排出的表现。腐秽尽去,则下利自止。在此烦、利的同时,当见精神爽慧、食欲转佳、手足温和、苔腻渐化、下利渐止,才能判定为脾阳恢复,寒湿渐尽。假如出现手足厥冷、精神困顿、不欲食加重,甚至呕吐、苔腻不化,则是寒湿未除,阳虚转甚,此时下利为病情恶化,决不会自止,须不失时机进行治疗。

三、太阴转属阳明证

【原文】伤寒脉浮而缓,手足自温者,是为系在太阴。太阴者,身当发黄;若小便自利者,不能发黄。至七八日大便硬者,为阳明病也。(187)

【提要】

太阴病转属阳明的临床特征。

【释义】本条前半部分病变机理同278条。太阴病得之七八日,脾阳恢复,病邪可由湿化燥,由寒化热,表现为大便由溏为硬,病证由虚转为实,从而演变为阳明病。

太阴病分为本证和兼变证。太阴本证即太阴脾脏虚寒证,乃脾阳虚衰,运化失职,寒湿内聚所致,以腹满而吐、食不下、下利、时腹自痛、舌淡苔白、脉缓弱等为主要表现,以温中散寒,健脾燥湿为治法,方以理中、四逆汤等。太阴病兼表证为素体脾阳虚弱,复感外邪,里虚不重,以表证为主,症见四肢疼痛、脉浮等,治当解肌发表,疏通经脉,方用桂枝汤。太阴病变证即太阴脾络不和证,症见腹满时痛或大实痛,治当温阳益脾,通络止痛,方用桂枝加芍药汤或桂枝加大黄汤。

太阴病的转归主要有三个方面:一是经过恰当治疗或自身阳气恢复,其病得愈;二是太阴之邪入腑,由太阴转出阳明,或太阴病寒湿郁滞,影响肝胆疏泄功能,从而导致寒湿发黄;三是由于失治误治,病邪内传,转入少阴或厥阴。

第三篇 《金匮要略》选读

第一章

脏腑经络先后病脉证

本篇对疾病的发生、预防、病因病机、诊断、治疗等方面都作了原则性的提示,相当于全书的总论,学习时应与以后各篇相互联系。篇名提示脏腑经络病变是杂病发生的基础,临床可根据病人脉证,推断脏腑病变及预后转归。此外,需注意脏腑经络病变先后传变规律。

一、病因、发病与治未病

(一)已病防传、虚实异治

【原文】问曰:上工①治未病,何也?

师曰:夫治未病②者,见肝之病,知肝传脾,当先实脾③。四季脾旺④不受邪,即勿补之。中工⑤不晓相传,见肝之病,不解实脾,惟治肝也。夫肝之病,补用酸,助用焦苦,益用甘味之药调之。酸入肝,焦苦入心,甘入脾。脾能伤肾⑥,肾气微弱⑦,则水不行;水不行,则心火气盛,则伤肺;肺被伤,则金气不行;金气不行,则肝气盛,则肝自愈。此治肝补脾之要妙也。肝虚则用此法,实则不在用之。

经曰:"虚虚实实,补不足,损有余"是其义也。余脏准此。(1)

【校勘】宋代《三因极一病证方论》(简称《三因方》)所引《金匮要略》原文"伤"字作"制"字。"虚虚实实……损有余"句:《难经·八十一难》为"经言无实实虚虚,损不足而益有余。"

【词解】

①上工:工指医生。古时候把医生分为上、中、下三等。精通医理、临床经验丰富的医生称为上工。《灵枢·邪气脏腑病形篇》曰:"上工十全九。"即上工治病,90%的病人有良效。

②治未病:这里指治未病的脏腑。

③实脾:即调补脾脏使脾气充实之意。

④四季脾旺:四季之末(即农历三、六、九、十二月之末的十八天)为脾土当令之时,此处可理解为一年四季脾气都健旺之意。

⑤中工:水平次于上工的医生。《灵枢·邪气脏腑病形篇》曰:"中工十全七。"

⑥脾能伤肾:伤作制约解,意为脾土能制约肾水之气。

⑦肾气微弱：此"肾气"非肾中精气，而是指五行中肾水之气。肾气微弱应理解为肾水之气受脾土制约，不亢而为害之意。

【提要】从人体内部脏腑相关的整体观念出发，强调"治未病"，论述了已病防传、整体调节及虚实异治等治则。

【释义】人是有机整体，若一脏有病，可影响他脏。故上工除治已病之脏外，还注意调治未病之脏腑，以防止疾病传变，此即本条所论"治未病"之意。例如，根据肝病实证易传脾的病变规律，在治肝的同时，注意调补未病之脾，以防肝病及脾，即是运用治未病理论的典范。因肝病是否传脾取决于肝脾双方，故"实脾"当根据具体情况。脾虚易受邪，故脾虚当补益；若脾正气充盛，不易受邪，即勿补之。中工未掌握肝病传脾规律，不了解实脾防传的重要性，只知肝病治肝，可致肝病未愈，脾病又起，这是缺乏整体观所致。

继之，条文又以肝病虚证为例，论述了整体调节治则，并指出虚实应当异治。酸入肝，肝虚当补之以本味，故补用酸；助用人心之焦苦，一是因心火为肝木之子，子能令母实。二是根据《素问·五运行大论》"气……不及，则己所不胜，侮而乘之，己所胜，轻而侮之"的理论，肝木既虚，易受肺金之侮，助心火可制肺金，防其侮肝木；益用人脾之甘味，目的在于补土制水以助火，从而制金防其侮肝木，以利肝虚证的治疗、恢复。这是根据五行生克制化进行的整体调节。以上是肝病虚证的治法，不能用于肝实证。

最后，张仲景强调治病当辨清虚实，虚则补之，实则泻之。若虚证误用泻法，使正气更虚，谓之虚虚；实证误用补法，使病邪更盛，谓之实实。这种虚当实泻，实当虚补的错误治法，会使病情恶化。原文"四季脾旺不受邪，即勿补之""肝虚则用此法，实则不在用之"等都反映了这种虚实异治的观点。

综上所述，本条从整体观出发，以肝病为例，指出一脏有病可传变他脏，但虚证、实证的传变规律不同。治疗应根据其传变规律，调治未病之脏，虚实异治，防止疾病蔓延，促使整体功能恢复协调。

【按语】张仲景本条所论治未病的学术思想，对临床很有指导意义。以肝病为例，临床肝气郁结病人除见精神抑郁、胸闷胁胀、善太息等症外，常继之出现纳差食减、脘腹胀满等脾病症状，中医常在治肝病之时即用健脾之法，方如逍遥散；肝气横逆亦易影响脾土，临床除见急躁易怒、失眠多梦、胁痛等肝病症状外，亦常见脘腹疼痛、肠鸣、泄泻等，治当抑木扶土，方如痛泻要方。又如，肝胆湿热、肝火亢盛等，治在清利湿热、清泻肝火时酌配健脾之品及注意勿过用苦寒，以防伤中，亦是肝病实脾之意。需要指出的是，除上述肝病实证外，肝病虚证亦当顾脾。如肝血不足之证，治在滋补肝血时，当注意勿过用滋腻，以免影响脾胃运化；因脾为气血生化之源，培土可以荣木，故多酌用益气健脾之品。肝病实证、虚证虽皆当顾脾，但前者治疗以泻肝为主，实脾以防肝病及脾；后者补肝为主，辅以健脾，培土荣木以利治疗肝虚；二者治疗侧重点不同。后世叶天士治温热病强调"先安未受邪之地"，当邪热在胃时，除用清热益胃的石膏、知母外，还加入咸寒滋肾的阿胶、龟板，以防胃热下陷于肾，是"治未病"在外感热病中的应用例子。

对于原书"酸入肝……肝自愈"的论述,后世有不同见解。如尤怡等人认为是后人谬添注脚;而徐彬、吴谦等则持肯定态度,以五行相制疗法解之。两种意见分歧点在于对"伤"的理解,前者将"伤"理解为损害;后者则将"伤"理解为制约,宋代《三因方》所引《金匮要略》原文"伤"字即作"制"字。中医学运用五行生克制化说明脏腑间的相互关系,认为五行生克制化正常,脏腑功能互相协调才能维持整体运动的平衡稳态。本段所论意在说明治病时除治已病之脏外,还应通过与之相关的多脏腑进行整体调节,调动、利用机体的自身调节能力,促使整体生命活动在脏腑生克制化的联系运动中恢复协调,以达到治愈疾病目的。这一治法充分体现了中医的整体观,与近代科学系统论观点十分吻合。从临床上看,治肝虚用滋水涵木法,治肝实用抑木扶土法等,都是根据五行学说进行整体调节的例子,因此不应轻易否定此段论述。当然,五行生克制化规律不能完全阐释五脏间的关系,脏腑病变的互相影响也不能完全以五行乘侮等规律来说明,因此学习本条应重点领会其整体调节的精神实质,而不应完全拘泥于五行学说

总之,临床治病应以整体观为指导,从联系、运动的观点出发,除治已病之脏外,并注意治未病之脏腑,防止疾病发展、传变;通过调治与病变脏腑相关的其他脏腑,可促使脏腑功能在整体生命运动中恢复协调。

(二) 发病与未病先防、有病早治

【原文】夫人禀五常①,因风气②而生长,风气虽能生万物,亦能害万物,如水能浮舟,亦能覆舟。若五脏元真③通畅,人即安和,客气邪风④,中人多死⑤。千般疢难⑥,不越三条:一者,经络受邪,入脏腑,为内所因也;二者,四肢九窍,血脉相传,壅塞不通,为外皮肤所中也;三者,房室、金刃、虫兽所伤,以此详之,病由都尽。若人能养慎,不令邪风干忤⑦经络;适中经络,未流传脏腑,即医治之;四肢才觉重滞,即导引⑧、吐纳⑨、针灸、膏摩⑩,勿令九窍⑪闭塞;更能无犯王法⑫、禽兽灾伤;房室勿令竭乏,服食⑬节其冷热苦酸辛甘,不遗形体有衰,病则无由入其腠理。腠者,是三焦通会元真之处,为血气所注;理者,是皮肤脏腑之文理⑭也。(2)

【校勘】不遗形体:原文作不遣,据《医统正脉》改。

【词解】

①五常:即五行。五行上应天之五气,下应地之五味,中应人之五脏。

②风气:此指自然界的气候。

③元真:指元气或真气。

④客气邪风:泛指外来的致病因素。客,从外来的;邪,不正的。

⑤中人多死:中,侵犯、伤害的意思。多死一指易导致疾病发生,二指易使人死亡。这里主要指前者。

⑥疢难:此指疾病。

⑦干忤:干,《说文》"犯也";忤,违逆、抵触;干忤,此指侵犯。

⑧导引:按照一定规律和方法进行的肢体运动,是防病保健的方法。

⑨吐纳：调整呼吸的养生方法。

⑩膏摩：用膏药涂擦体表治疗部位上，再施以推拿手法，发挥药物和推拿综合作用的外治法。

⑪九窍：两眼、两耳、两鼻孔及口七窍，加上前后二阴即为九窍。

⑫无犯王法：王法，古代的国家法令。句意指不要触犯国家法令，免受刑伤之患。

⑬服食：即衣服、饮食。《灵枢·师传篇》曰："食饮衣服，亦欲适寒温。"

⑭文理：文，通纹。《医宗金鉴》曰："理者，皮肤脏腑，内外井然，不乱之条理也。"

【提要】论述人与自然的关系、发病原因、疾病分类以及疾病的预防及早期治疗等问题。

【释义】人与自然关系密切。一方面，自然界提供人类赖以生存的基本条件；另一方面，自然界亦存在致病因素可使人发病。张仲景以"水能浮舟，亦能覆舟"这一例子生动地说明了人与自然的关系。若五脏元真通畅，即元真充盛而通行于全身，各脏腑、经络等组织器官功能协调，整体生命运动保持相对稳态，则人体安和，不易受邪发病；若元气不足，脏腑功能失调，则客气邪风等各种致病因素易作用于人体导致疾病发生，甚至使人死亡。

临床疾病虽然多种多样，但分析其发病原因、传变途径、病位等，不外以下三种情况：一是经络受邪，传入脏腑，这是因为体内脏腑正气不足，以致邪气乘虚入内所致；二是病在四肢、九窍，血脉相传，壅塞不通，这是外部体表受邪所致；三是房劳太过、金刃、虫兽等损伤人体引起疾病。

针对发病机制与病因，相应的防治措施一是节制房事，保全肾精，免伤元气；二是注意饮食，避免偏嗜、过冷、过热等，起居穿衣适应气候变化；三是避免邪风、虫兽、外伤等各种致病因素的伤害。总之，未病前当内养正气，外避邪气，以预防疾病发生。若不慎发病，则应及早治疗。如经络受邪，应及时施治，以防病入脏腑；四肢才觉重滞，即采用导引、吐纳等法驱邪外出，勿使邪气深入，导致九窍闭塞。

腠理是机体的一种组织结构，为三焦所主，与皮肤、脏腑关系密切，是元真通会、气血流注之处，在人体生命活动中具重要作用，若机体正气不足，抗病能力减退，邪气可作用于腠理导致疾病发生。

【按语】人与自然关系密切。养生、诊治疾病都要注意自然界各种因素对人体的影响。未病前应重视养慎防病，已病后要及时治疗，防止其发展加重。"五脏元真通畅，人即安和"说明人体安和无病，不仅赖于元气等精微物质的充盈，更有赖于其正常运行、脏腑功能互相协调，强调整体衡动才能保持健康。因此，通畅五脏元真是杂病治疗的关键。

"勿令九窍闭塞"在临床具有重要意义。邪气作用于人体，脏腑功能失常，可影响诸窍的开合出入而见无汗、鼻塞、咳逆、呕吐、便秘、小便不利等症，致邪无出路，正无来源，并影响气机升降、阴阳协调。注意保持诸窍的正常开合出入，则有利于邪去正复及阴阳、气机的平衡协调。

本条关于健康与发病的论述，体现了中医的整体衡动观。五脏元真通畅，即元气充盛，脏腑功能协调，整体生命处于相对稳态，则人体安和，不易受邪发病，否则，自然界存在的致病因素易作用于人体导致发病。因此，内养正气，外避邪气，有助于防止疾病发生。对于病因提出六淫致病及房室、金刃、虫兽所伤，并对客气邪风中人所致之病根据传变途径及病位进行分类，提出邪由经络入脏腑为病在内，邪在皮肤、四肢为病在外，此内外是指表里，与后世陈言《三因方》所论外感六淫为外因、五脏情志所伤为内因的以病因定内外立论依据不同。此外，还有房室、金刃、虫兽等所致疾病。张仲景三条与陈言三因区别见表1。

张仲景三条与陈言三因区别　表1

张仲景三条	陈言三因
经络受邪入脏腑，为内所因 四肢九窍，血脉相传，壅塞不通，为外皮肤所中 房室、金刃、虫兽所伤	人之七情动之则先自脏腑郁发为内因 天之六淫冒之则先自经络流入，为外因 饮食饥饱，叫呼伤气，金疮蹳折，症忤附着，畏压溺等为不内外因

二、病因及杂病分类

【原文】问曰：阳病①十八，何谓也？

师曰：头痛、项、腰、脊、臂、脚掣痛。阴病②十八，何谓也？

师曰：咳、上气、喘、哕、咽③、肠鸣、胀满、心痛、拘急。五脏病各有十八，合为九十病，人又有六微④，微有十八病，合为一百八病。五劳⑤、七伤⑥、六极⑦、妇人三十六病⑧，不在其中。

清邪⑨居上，浊邪⑩居下，大邪⑪中表，小邪中里，𩛙⑫之邪，从口入者，宿食也。五邪中人，各有法度⑬，风中于前⑭，寒中于暮，湿伤于下，雾伤于上，风令脉浮，寒令脉急，雾伤皮腠，湿流关节，食伤脾胃，极寒伤经，极热伤络。(13)

【词解】

①阳病：经络病证。

②阴病：脏腑病证。

③咽(yē)：指咽中梗死。

④六微：言六腑也。六腑病较五脏病为轻，故名六微。

⑤五劳：五种过度劳累致病因素的合称。《素问·宣明五气》及《灵枢·九针》均曰："久视伤血，久卧伤气，久坐伤肉，久立伤骨，久行伤筋"，此为五劳所伤。

⑥七伤：本书虚劳篇有食伤、忧伤、饮伤、房室伤、饥伤、劳伤、经络营卫气伤。

⑦六极：指六种虚损的病证。《诸病源候论卷·三虚·劳候》谓气极、血极、筋极、骨极、肌极、精极为六极。

⑧妇人三十六病：《诸病源候论·卷三十八·带下三十六疾候》谓"张仲景所说三十六种疾皆由子脏冷热劳损而挟带下，起于阴内"，分十二症、九痛、七害、五伤、三痼。

⑨清邪：这里指雾邪。

⑩浊邪：这里指湿邪。
⑪大邪：指风邪，下文小邪指寒邪。
⑫饪：指饮食。（gǔ）通"穀"。
⑬法度：这里指规律。
⑭前：指午前。

【提要】疾病的分类及五邪中人的一般规律。

【释义】阳病是指头、项、腰、脊、臂、脚掣痛等六种属经络的病证，阳病中有营病、卫病、营卫兼病的不同，此一病而有三，故曰阳病十八。阴病是指咳、上气、喘、哕、肠鸣、胀满、心痛、拘急等九种在脏腑的病证，阴病中有虚与实的区别，此一病而有二，故曰阴病十八。五脏病各有十八，谓五脏受风寒暑湿燥火六淫之邪而为病，有在气分、血分、气血兼病三者之别，所以说五脏病各有十八，合为九十病。六微谓六淫之邪中于六腑，腑病较脏病为轻，所以称为六微。六微亦有气分、血分以及气血兼病三者之别，三六合为十八，六个十八，合为一百零八病。至于五劳、七伤、六极以及妇人三十六病，不是六淫外感，尚不包括在内，所以说"不在其中"。

病邪各有特性，中人致病后表现不一。午前属阳，风属阳邪，其性散漫，多在午前侵犯肌表，病人脉多浮缓。日暮属阴，寒属阴邪，其性紧束，常在日暮中于经络之里，病人脉多紧急。湿性类水，重浊下流，常伤于身体下部，或以流注关节为主。雾为湿中轻清之邪，易伤于身体上部，以侵犯皮腠为主。胃主受纳，脾主运化，饪之邪如膏粱厚味、不易消化的食品，易致脾胃损伤，或形成宿食。经脉在里属阴，络脉在外属阳，寒气归阴，故曰极寒伤经；热气归阳，故曰极热伤络。

原文中"清、浊、大、小、前、暮、上、下"及"极寒伤经，极热伤络"都是相对的，不可拘泥。

【按语】病邪各有特性，作用于人体后引起的疾病表现不同，医者当掌握病邪致病特点，通过分析病情资料，审证求因，从而为治疗提供可靠的依据。

关于五劳，《诸病源候论·卷三·虚劳候》还提出肺、肝、心、脾、肾等五脏之劳和志劳、思劳、心劳、忧劳、瘦劳等五种过劳的致病因素。关于七伤，《诸病源候论·卷三·虚劳候》提出："七伤者，一曰阴寒；二曰阴痿；三曰里急；四曰精连连；五曰精少，阴下湿；六曰精清；七曰小便苦数，临事不卒。"并有大饱伤脾，大怒气逆伤肝，强力举重、久坐湿地伤肾，形寒寒饮伤肺，忧愁思虑伤心，风雨寒暑伤形，恐惧不节伤志等论述。

条文中的"大邪、小邪"，《金匮要略心典》认为前指散漫之风邪、后指户牖隙风；《金匮要略直解》认为前指风寒之邪，后指饪之邪；《医宗金鉴》认为前指外感六淫，后指七情等。"极寒伤经，极热伤络"，《医宗金鉴》认为指极寒之食伤经，极热之食伤络。

三、论治

(一) 表里同病

【原文】问曰：病有急当救里救表者，何谓也？师曰：病，医下之，续得下利清谷①不止，

第一章 脏腑经络先后病脉证

身体疼痛者,急当救里;后身体疼痛,清便自调②者,急当救表也。(14)

【词解】
①下利清谷:指泄泻,泻下之物清冷,杂有大量未消化食物。
②清便自调:"清"同"圊",这里作动词用,清便自调,指大便已恢复正常。

【提要】表里同病的先后缓急治则。

【释义】治疗表里同病,一般当先解表,表解之后方可治里,否则易导致外邪内陷而加重里证,但临证时要知常达变。本条所论下利清谷不止之里证与身疼痛之表证并见,因下利清谷不止属脾肾阳衰之证,明显以虚寒里证为急为重,此证若不急治,正虚难以抗邪,在表之邪易蔓延入里,若误用发汗再伤其阳,甚者可生亡阳虚脱之变。正确的治法应是先治里证,待清便自调,标志脾肾阳气已复时再治表证。

【按语】表里同病的治法有先表后里、表里同治、先里后表等。临证治疗表里同病时,要辨轻重,分缓急,先治急者重者。

(二)痼疾加卒病

【原文】夫病痼疾①,加以卒病②,当先治其卒病,后乃治其痼疾也。(15)

【词解】
①痼疾:指难治的慢性久病。
②卒病:指突然发生的新病。

【提要】痼疾加卒病的先后缓急治则。

【释义】一般来说,痼疾日久势缓,卒病新起势急;痼疾根深蒂固,难以速愈,卒病邪气尚浅,其病易除。因此,痼疾加卒病当先治卒病,后治痼疾,且先治新病,还能避免新邪深入与旧疾相合,但若新病与旧病互相影响则应兼顾,如《伤寒论》:"喘家作,桂枝汤加厚朴、杏子佳。"就是治疗新感兼顾旧病的例子。

【按语】对于错综复杂的病情要认真分析,既要辨轻重缓急,抓主要矛盾,又要从整体观出发,兼顾其他矛盾。治疗卒病有痼疾者当考虑痼疾,无痼疾亦当考虑病人体质,这样才能提高疗效。

(三)审因论治

【原文】夫诸病在脏①欲攻之,当随其所得②而攻③之。如渴者,与猪苓汤,余皆仿此。(17)

【词解】
①在脏:指在里。
②所得:所合、所依附的意思。
③攻:除作攻法解释外,也可作"治"解。

【提要】治疗杂病应掌握疾病的症结所在而审因论治。

【释义】病邪在里瘀结不解,往往与体内痰、水、瘀血、宿食等有形之邪相结合,医者当审因论治,攻逐其有形实邪,使无形之邪失去依附,则病易痊愈。例如,渴而小便不利,审其因若为热与水结而伤阴者,当与猪苓汤利其水,水去而热除,渴亦随之而解。其他疾病亦当依此类推。如热与血、痰、食等相结出现发热,可分别用桃仁承气汤下其瘀,小陷胸汤祛其痰,大小承气汤攻其热结,即"余皆仿此"。

【按语】《金匮要略浅注补正》认为本条是"脏病治腑",病在脏当随其所合之腑而施治。如肾为主水之脏而合膀胱,热与水结而伤阴,治用猪苓汤清利膀胱。

(四)饮食与调护

【原文】师曰:五脏病各有得①者愈,五脏病各有所恶②,各随其所不喜者为病。病者素不应食,而反暴思之,必发热也。(16)

【词解】

①得:指与病人相适合的饮食、居处等。

②所恶:指病人厌恶或不适合病人的饮食、气味、居处等。下文"所不喜"与此同义。

【提要】临床应根据五脏喜恶进行治疗和护理。

【释义】五脏各有其生理、病理特性,因而适宜病情的饮食居处等也不同。病人的所得、所恶、所不喜,随疾病的性质不同而变化,临床应根据病情,近其所喜,远其所恶,选用适当的治疗药物及护理,促使疾病痊愈。如病人脾胃虚寒,除服用温补脾胃的药物外,适合病人的是温热易消化的食物、温暖的居处等,这些有助于治愈脾胃虚寒。反之,如果给予病人苦寒伤胃气的药物以及生冷黏滑不易消化的食物、寒冷潮湿的居处等病之所恶和所不喜,则易加重脾胃虚寒病情。这种将护理纳入中医治疗组成部分的作法,体现了张仲景医护结合的学术观点。此外,如果病人原本纳差,突然食欲大增而暴食,则可引起发热。这种情况若见于久病不愈,证、色、舌、脉未见好转,而突然暴思饮食,犹如《伤寒论》所云之"除中",即中气将绝,乃求助于饮食,但饮食不能扶助正气,反助邪气,可引起发热等,预后不良;若见于病后或病将愈之时,病人胃气渐复,食欲转佳,暴食太过引起的发热,称为食复。

【按语】脏腑各有其生理、病理特性,如《素问·宣明五气篇》曰:"五脏所恶:心恶热,肺恶寒,肝恶风,脾恶湿,肾恶燥,是谓五恶。"临床当根据病变脏腑的特性,施以适宜的治疗及护理。

饮食、起居、情志、环境等因素与人体的健康或疾病关系密切,故临床治病除辨证用药外,饮食起居等调护亦十分重要,应在药物治疗的同时,医护结合,重视护理工作。此外,在疾病过程中,病人的喜恶常可反映病情,医者当注意询问,以帮助诊断与治疗。

本篇认为疾病是体内环境或机体内、外环境的协调遭到破坏而引起的,提出了未病前重预防、已病后防传变的治未病思想,论述了五种病邪的特点及中人致病后的一般规律。说明体内阴阳失去相对平衡协调是疾病发生的重要病理机制,对望、闻、问、切、四诊合参,疾病的预后判断等都作了示范性的介绍;对疾病的治疗强调有病早治、已病防传、整体调节、虚实异治、表里当分缓急、新久宜有先后、攻邪当随其所得等原则,并提出应注意病人的饮食居处等护理。

第二章

痉湿暍病脉证治

痉病乃外感风寒,邪阻筋脉;或误治伤津,筋失所养,出现以项背强急,口噤不开,甚至角弓反张为主证的一类病证。外感、内伤均可导致,但本篇所论以外感风寒致痉为主,也涉及误治伤津成痉者。

湿病为感受湿邪所致,有外湿、内湿之别,本篇主要论述外湿。病因为外感湿邪,常挟风挟寒而侵犯肌表、流注关节所致,病位在肌肉关节,以发热、身重、骨节疼痛为主症,治以微汗为要,并当辨明风寒湿邪之偏盛。

暍(yē),《说文》谓之"伤暑也",由夏月外感暑热所致,常易兼寒挟湿。初起虽多见表证,但每致气阴两伤,虚实夹杂。以发热自汗,烦渴尿赤,少气脉虚为主症。

三病均以感受外邪为主因,初起皆有发热恶寒等症,故合为一篇。

一、痉病

【原文】太阳病,其证备,身体强,几几然①,脉反沉迟,此为痉,栝蒌桂枝汤主之。(11)

栝蒌桂枝汤方

栝蒌根_{二两}　桂枝_{三两}　芍药_{三两}　甘草_{二两}　生姜_{三两}　大枣_{十二枚}

上六味,以水九升,煮取三升,分温三服,取微汗。汗不出,食顷,啜热粥发之。

【词解】

①几几然:指小鸟羽翼未丰,伸颈欲飞而不能之状,此处形容痉病之俯仰转侧不能自如的样子。

【提要】柔痉的证治。

【释义】"太阳病,其证备",指具有太阳中风发热、汗出、恶风、头项强痛等症状;"身体强,几几然"是指全身强急,转侧不能自如等证;太阳病其脉当浮,但此处却反见沉迟,乃津液不足而营卫不利,故筋脉失养而作痉。这是风邪痹阻太阳在外,津液耗伤在内之证,治以解肌祛邪,生津滋液,方用瓜蒌桂枝汤。方中瓜蒌根清热生津,柔润筋脉;桂枝汤调和营卫,解肌祛邪,共使经气流畅,筋脉得润,而痉病自愈。

【按语】本证属于柔痉,原文虽未明确指出,但以方测证可知。方后注云"汗不出,食顷,啜热粥发之"的目的在于协助药物发汗,以利祛除风邪,调和营卫。

【原文】太阳病,无汗而小便反少,气上冲胸,口噤不得语,欲作刚痉,葛根汤主之。(12)

葛根汤方

葛根四两　麻黄三两去节　桂枝二两去皮　芍药二两　甘草二两,炙　生姜三两　大枣十二枚

上七味,㕮咀①,以水七升,先煮麻黄、葛根,减二升,去沫,内诸药,煮取三升,去滓,温服一升,覆取微似汗,不须啜粥。余如桂枝汤法将息及禁忌。

【校勘】以水七升:《医统正脉》作"以水一斗"。

【词解】
①㕮(fǔ)咀:用口将药物咬碎,如豆粒大,以便煎服。后改用切片、捣碎或锉末。

【提要】欲作刚痉的证治。

【释义】刚痉是重感风寒湿邪,卫阳闭郁,营阴郁滞,正邪交争,故见发热、恶寒、无汗、头身疼痛等证;气机不能通利,故见无汗小便反少;里气不能外达,不能下行,势必上逆冲胸,故胸满;邪郁胸中,耗伤津液,筋脉失养,故口噤不得语而痉病发作。治以发汗祛邪,生津舒筋,方用葛根汤。方中葛根透达表邪,生津舒筋,麻黄开泄腠理,桂枝、芍药、生姜、大枣调和营卫,炙甘草与芍药缓筋脉之急,共奏生津祛邪,舒缓筋急之效。

【按语】本方服法"不须啜粥"是由于本证为欲作刚痉,可汗但不宜过汗,当注意顾护津液,加之方中麻黄与葛根开泄腠理,本方发散之力比瓜蒌桂枝汤强,故不须啜粥助汗,以免过汗伤津而生他变。

二、湿病

(一) 临床表现

【原文】湿家①之为病,一身尽疼一云疼烦。发热,身色如熏黄也。(15)

【词解】①湿家:是指患湿病的人。

【提要】湿郁发黄的证候。

【释义】湿病为邪,盛于外者,阳必郁于内,湿盛于外,则一身尽疼,阳郁于内,则发热,湿热交蒸,且湿重于热,湿热郁于肌肉之间,就出现全身皮肤像烟熏过一样的晦黄的颜色。

【按语】本证属于内外合邪,内湿为主,且湿重于热,故其黄而晦暗,应与湿热俱重或热重于湿有别。

(二) 治法

【原文】风湿相搏,一身尽疼痛,法当汗出而解,值天阴雨不止,医云此可发汗。汗之病不愈者,何也?盖发其汗,汗大出者,但风气去,湿气在,是故不愈也。若治风湿者,发其汗,但微微似欲出汗者,风湿俱去也。(18)

【提要】风湿在表应微微发汗的治疗原则。

【释义】风湿之邪相互搏结,侵袭肌表,痹阻关节皮肉之间,则周身疼痛,此证当以汗

法而散风湿之邪,则其病可愈。假如正值阴雨连绵的天气,湿气较盛之时,则汗法后病未愈者,这是由于发汗不当的缘故。由于风为阳邪,其性轻扬,易于表散;湿为阴邪,其性黏滞,难以速去,故发汗风气虽去而湿邪仍在,其病不愈。治风湿之法,必须掌握其要点,应温阳解表,使阳气伸展,营卫流行,微似汗出,则湿邪自无容留之处,即可与风邪俱去。

【按语】提示治疗外湿宜用汗法,并要掌握一定的原则,即微微发汗,不可大汗。

【原文】太阳病,关节疼痛而烦①,脉沉而细一作缓者,此名湿痹②。《玉函》云:中湿。湿痹之候,小便不利,大便反快,但当利其小便。(14)

【词解】
①烦:谓疼痛而烦扰不宁。
②湿痹:即湿病。

【提要】内湿外湿相合湿痹的证候以及治疗内湿的原则。

【释义】湿邪为患,易于流注关节,阻遏阳气,故关节疼痛剧烈;湿性重浊,湿邪为患,影响营卫气血的运行,故脉沉细;湿邪内阻影响膀胱的气化功能,则小便不利,湿盛下注大肠则大便反快。治疗内湿,应当因势利导,但当利其小便,使湿邪有去路。小便通利,湿从下出,阳气宣通,其病自愈。

【按语】本条确立了治疗内湿的基本原则即利小便,对后世治疗湿病有指导意义。

(三) 证治

【原文】湿家病身疼发热,面黄而喘,头痛鼻塞而烦,其脉大,自能饮食,腹中和无病,病在头中寒湿,故鼻塞,内药鼻中则愈。《脉经》云:病人喘,而无湿家以下至而喘十一字。(19)

【提要】寒湿伤于头部的证候及治法。

【释义】外受寒湿,湿邪滞留,则身体疼痛;寒束肌表,阻遏卫阳,故发热;湿郁不去,故面黄;湿郁肌腠,肺气失宣,故气喘;寒湿在上,郁阻清阳,故头痛、鼻塞。寒湿伤于上部,其病偏表,里和无病,故脉大,饮食正常。根据古代医家的经验"病浅不必深求",可将辛香之药纳入鼻中,宣散寒湿,通利肺气,诸证遂除。

【按语】原文未指出方剂,历代注家认为可用瓜蒂散,但瓜蒂是苦寒之品,若寒湿为患,则非所宜。后世采用辛夷散治疗,可供参考。

【原文】湿家身烦疼,可与麻黄加术汤发其汗为宜,慎不可以火攻①之。(20)

麻黄加术汤方

麻黄三两去节　桂枝二两去皮　甘草二两炙　杏仁七十个去皮尖　白术四两

上五味,以水九升,先煮麻黄,减二升,去上沫,内诸药,煮取二升半,去滓,温服八合,覆取微似汗。

【词解】①火攻:指用烧针、熨、艾灸、火熏等法发汗攻邪。

【提要】寒湿在表属于表实的证治。

【释义】寒湿之邪,郁于肌腠,营卫运行不利,故身体疼痛不已。用麻黄加术汤发汗以散寒祛湿,正如清初医家喻昌说:"麻黄得术,则虽发汗,不至多汗。"寒湿不同于伤寒,可解表而不可过汗,更不能用火法攻邪,若用火攻,一是易致过汗,湿性黏滞,不易骤除;二是火热内攻与湿相合,可能引起其他变证。

【按语】本条叙证简略,从方测证,除身体疼痛剧烈外,还应有恶寒发热、无汗、脉浮紧等脉症。

【原文】病者一身尽疼,发热,日晡所①剧者,名风湿。此病伤于汗出当风,或久伤取冷所致也,可与麻黄杏仁薏苡甘草汤。(21)

麻黄杏仁薏苡甘草汤方

麻黄 去节半两汤泡　甘草 一两,炙　薏苡仁 半两　杏仁 十个去皮尖,炒

上锉麻豆大,每服四钱匕,水盏半,煮八分,去滓,温服,有.微汗,避风。

【词解】①日晡所:晡,指天干地支记时法中的申时,即下午3时至5时之间。所,乃约数之谓。

【提要】风湿在表的成因和证治。

【释义】风湿袭表,滞留肌表,正气抗邪,故周身疼痛,发热。本病的成因是汗出之时感受风邪或过度贪冷所致。当解表除湿,使风湿之邪从微汗而解。治当轻清宣化,解表祛湿,方用麻黄杏仁薏苡甘草汤。

【按语】对于"日晡所剧",注家见解不一,存疑。

【原文】风湿,脉浮,身重,汗出,恶风者,防己黄芪汤主之。(22)

防己黄芪汤方

防己 一两　甘草 半两炒　白术 七钱半　黄芪 一两一分去芦

上锉麻豆大,每抄五钱匕,生姜四片,大枣一枚,水盏半,煎八分,去滓,温服,良久再服。喘者,加麻黄半两;胃中不和者,加芍药三分;气上冲者,加桂枝三分;下有陈寒者,加细辛三分。服后当如虫行皮中,从腰下如冰,后坐被上,又以一被绕腰以下,温,令微汗,差。

【提要】风湿表虚的证治。

【释义】风袭肌表,故见脉浮;湿邪郁于肌腠经络,故身体沉重;风湿在表,当发汗乃去,然未采用发汗之法而见汗出者,并见恶风,乃腠理疏松,卫表气虚之象。治当益气固表除湿,方用防己黄芪汤。方中重用黄芪益气固表利水,配防己祛风行水,两者共为君药。白术健脾燥湿,既助黄芪益气固表,又助防己利水祛湿;甘草益气健脾,调和诸药;生姜、红枣辛甘发散,调和营卫。六药配合,使卫强表固,风散湿除,故疾病得以治愈。

【按语】"从腰下如冰"是湿欲下行而卫阳无力抗邪,采用"坐被上,又以一被绕腰以下",意在温暖助阳,使之蒸蒸发越,微微发汗来祛邪外出。方后加减体现了张仲景"随证治之"的重要思想和用药规律,临床上具有指导意义。

【原文】伤寒八九日,风湿相搏,身体疼烦,不能自转侧,不呕不渴,脉浮虚而涩者,桂枝附子汤主之。若大便坚,小便自利者,去桂加白术汤主之。(23)

桂枝附子汤方

桂枝 四两去皮　生姜 三两切　附子 三枚炮,去皮,破八片　甘草 二两,炙　大枣 十二枚擘

上五味,以水六升,煮取二升,去滓,分温三服。

白术附子汤方

白术_{二两}　附子_{一枚半炮,去皮}　甘草_{一两,炙}　生姜_{一两半切}　大枣_{六枚}

上五味,以水三升,煮取一升,去滓,分温三服。一服觉身痹,半日许再服,三服都尽,其人如冒状,勿怪,即是术附并走皮中逐水气,未得除故耳。

【提要】风湿表阳虚的证治。

【释义】外感风寒湿邪,八九日不解,说明邪尚在表,故脉浮;"不呕不渴"说明未传经入里,亦未郁而化热;邪留肌表,卫阳表虚,故脉虚;风湿痹阻,营卫气血运行不畅,故脉涩。治当温经助阳,散寒除湿,方用桂枝附子汤。方中桂枝祛风散寒,合甘草辛甘助卫阳,附子温经化湿,生姜、大枣调和营卫,诸药合用,使卫阳振奋,风湿之邪从表而解。

若"大便坚,小便自利者",说明湿邪在表未入里,与本篇所云"小便不利,大便反快"之里湿恰成对照。服用桂枝附子汤后,阳气通达,风邪已去;身体尚疼,转侧不便,仍是皮中湿痹所致,当以温经助阳,缓除其湿,于前方去桂枝之辛散,加白术以逐皮中水气。

【按语】历代医家对本条注解不一。有认为是论述风湿而见表阳虚,里气调和的证治,也有认为是风湿兼脾虚阳微阴盛的证治。

【原文】风湿相搏,骨节疼烦,掣痛不得屈伸,近之则痛剧,汗出短气,小便不利,恶风不欲去衣,或身微肿者,甘草附子汤主之。(24)

甘草附子汤方

甘草_{二两,炙}　白术_{二两}　附子_{二枚炮,去皮}　桂枝_{四两去皮}

上四味,以水六升,煮取三升,去滓,温服一升,日三服。初服得微汗则解,能食,汗出复烦者,服五合,恐一升多者,服六、七合为妙。

【提要】风湿表里阳气俱虚的证治。

【释义】风湿相互搏结,由肌肉侵入关节,经脉气血运行不畅,故骨节疼烦掣痛,不得屈伸,触按则痛甚;表阳虚,卫外不固,故汗出恶风不欲去衣;里阳已虚,不能化湿,故短气、身微肿而小便不利。病属风湿两盛,内外皆虚之证。当以温经助阳,祛风除湿,方用甘草附子汤。方中甘草缓急,补中;桂枝走表祛风,通阳化气,附子温经助阳除湿;白术健脾燥湿。诸药共用,使表里阳气振奋,风湿之邪从微汗而解。

【按语】桂枝附子汤、白术附子汤、甘草附子汤三证,同属风湿相搏的阳虚证,皆用附子,但主治证候,各有不同。桂枝附子汤治风湿在表,风重于湿;白术附子汤治风湿在表,湿重于风;甘草附子汤治风湿两盛。又前二者是表阳虚,而后者则是表里阳气俱虚。

本篇论述了痉病、湿病的病因病机、证候、治疗及其预后。痉病的成因,由于外感风寒之邪,内因津液不足,伤及筋脉所致。轻则身体强,几几然;重则口噤不语,角弓反张。篇中重点论述了外感痉病,根据汗之有无,可分为刚痉、柔痉,其治疗以祛邪解肌、生津舒筋为大法。发热无汗者为刚痉,用葛根汤治疗;发热有汗者为柔痉,用瓜蒌桂枝汤治疗。至于外邪不解,化热入里成实之痉病,当用大承气汤以泄热存阴。总之,治疗痉病应考虑顾护津液,这是治疗痉病的一项重要原则。痉病的预后,与津伤正虚的程度有关。

  湿病有外湿内湿之分,本篇论述重在外湿。外湿由湿邪兼挟风寒侵袭肌肉筋骨所致,以身体疼痛、重者,或兼见恶寒、发热为特点。亦有头中寒湿而鼻塞,或湿郁而发黄者。湿病的治疗宜分表里,湿邪在表者,当微发其汗,使阳气内蒸;湿邪在里者,当通利小便,以通阳化气,驱湿下行。至于寒湿局限于上部者,可用外治法因势利导,宣泄湿邪。总之,无论外湿内湿,当以顾护阳气为要。

  寒湿表实者宜麻黄加术汤,风湿表实者宜麻黄杏仁薏苡甘草汤,风湿兼气虚者宜防己黄芪汤,风湿兼阳虚而风偏胜者宜桂枝附子汤,风湿兼阳虚而湿偏胜者宜白术附子汤,风湿两盛而表里阳气俱虚者宜甘草附子汤。

第三章

百合狐惑阴阳毒病脉证治

本篇论述百合、狐惑、阴阳毒三种病的病证与治疗。百合病由心肺阴虚内热所致,以口苦、小便赤、精神恍惚不定为临床主症,治疗以养阴清热为主;狐惑病由湿热虫毒内蕴所致,目赤、咽喉及前后阴蚀烂为临床主症,治疗以清热利湿、杀虫解毒为主;阴阳毒由感染疫毒、热毒血瘀所致,以发斑,咽痛为临床主症,治疗以解毒清热、活血化瘀为主。此三种疾病皆由热病传变而来,其症状表现亦有类似之处,如百合病的"常默默,欲卧不能卧"与狐惑病的"默默但欲卧",狐惑病的"蚀于喉"与阴阳毒的"咽喉痛"等,均须加以鉴别分析,所以合为一篇讨论。

一、百合病

(一)病因病机、脉症、治则与预后

【原文】论曰:百合病者,百脉一宗①,悉致其病②也。意欲食复不能食,常默默,欲卧不能卧,欲行不能行,饮食或有美时,或有不用闻食臭③时,如寒无寒,如热无热,口苦,小便赤,诸药不能治,得药则剧吐利,如有神灵者,身形如和④,其脉微数。

每溺⑤时头痛者,六十日乃愈;若溺时头不痛,淅然⑥者,四十日愈;若溺快然,但头眩者,二十日愈。

其证或未病而预见,或病四五日而出,或病二十日,或一月微见者,各随证治之。(1)

【词解】
①百脉一宗:宗,本也,本源;聚也,归往。
②悉致其病:悉,尽也。百合病影响整体,百脉俱受累。
③臭(xiù):气味。
④身形如和:和,和顺,安和,引申为无病。此患者看上去似无明显病。
⑤溺:音、义通尿字。此处作动词用,即解小便。
⑥淅然:形容怕风、寒栗之象。

【提要】百合病的病因、证候、诊断、治疗原则和预后。

【释义】百合病的病因,多因病后所生,伤寒大病之后,人体正虚,营卫气血失调,余邪留连,百脉不和,变成此病;或情志所伤,情欲不遂所致;或误治所成,伤寒误用汗、吐、下之后,气阴虚损,变生此病;或房室过度所致。

百合病是一种心肺阴虚内热的疾病。其病机与心肺有关,心主血脉,肺朝百脉,人体之脉同出一源,为心肺所统。各种病因,导致心肺受累,百脉合病,都有产生本病的可能。原文"百合病者,百脉一宗,悉致其病也"已指出病机之要点。

　　百合病既是心肺阴虚为主的病变,所以它的证候可表现为两个方面:一是由于阴血不足,而影响神明,时而出现神志恍惚不定,语言、行动、饮食、感觉等的失调现象。症状表现为:常默默无言,欲卧不能卧,欲行不能行,想进饮食,但不能食,有时胃纳甚佳,有时又厌恶饮食,如寒无寒,如热无热,用各种药品治疗,效果都不显著,甚至服药后常见呕吐或不利,但从形体上观察一如常人,并没有显著的病态。二是由于阴虚生内热,出现口苦、小便赤、脉微数的现象,这些则是常见不变之征。根据上述两方面的病情,即可诊断为百合病。

　　百合病的治疗原则,该病多见于伤寒热病之后,"或病四五日而出,或病二十日,或一月微见者",应着眼于心肺阴虚内热,以养阴清热为法,切不可妄用汗、吐、下,以免更伤阴液。也有"未病而预见"者。如因情志不遂等因素所造成,应根据具体情况,审明发病原因,抓住主要病机,给予恰当的治疗。

　　百合病的预后,肺为水之上源,膀胱是水腑,外应皮毛,其脉上行络脑。小便后尿出而气耗津伤,经气不足,内热乘虚上行,故尿时头痛,揭示病情较重,病程较长;如尿时头不痛而仅恶风(寒)者,多为膀胱经气不足,小便时气从下泄,卫气不强,阴虚内热不甚,病稍重,病程亦无前者长;若小便畅快,仅伴头眩,乃一时清阳不升,津伤内热俱微,病情轻浅,病程亦短。至于文中六十、四十、二十等日数,只是说明病程长短的约略之数,不必拘泥。

　　【按语】百合病的病名,首见于《金匮要略》。其病名的由来有两种观点:一是以药命名,因百合能治愈百合病,如魏荔彤的解释:"百合病者,肺病也。肺主气,肺病则气病,气病则脉病,可以递言也。百脉一宗,言周身之脉,皆一气为之宗主而已……百合病用百合,盖古有百合病之名,即因百合一味而疗此疾,因得名也。"《医宗金鉴》中记载:百合,百瓣一蒂,如人百脉一宗,命名取治,皆此义也……伤寒大病之后,余热未解,百脉未和,或平素多思不断,情志不遂,或偶触惊疑,卒临景遇,因而形神俱病,故有如是之现证也。百脉周于身,脉病则身病……百脉通于心,脉病则心病,故常默默也。如寒无寒,如热无热,似外感而非外感也。意欲食复不能食,或有美时,或闻食臭,有不用时,似里病而非里病也。至脉数、口苦、小便赤者,是郁结之热,虽侵里而其热未甚也。方其初病之时,医者不识,误为表里之病,以药汗下之,故剧吐利也。虽剧吐利,不变诸逆。若有神灵,身形如前之和,而脉则比前微数,故其势既不能遽进,不觉加甚,而亦不能速愈也。

　　二是以病机命名。如尤怡在《金匮要略心典》中记载:"百脉一宗者,分之则为百脉,合之则为一宗。悉致其病,则无之非病也,然详其证,意欲食矣,而复不能食;常默然静矣,而又躁不得卧;饮食或有时美矣,而复有不用闻食臭时;如有寒如有热矣,而又不见为寒,不见为热;诸药不能治,得药则剧吐利矣,而又身形如和,全是恍惚去来,不可为凭之象。唯口苦、小便赤、脉微数,则其常也。所以者何?热邪散漫,未统于经,其气游走无定,故其病亦去来无定。而病之所以为热者,则征于脉,见于口与便,有不可掩然者矣。"

百合病症状复杂,百脉皆病。上述两种看法各有其理,可以互参。本病多发生于热病之后,为心肺阴液被耗损,或余热未尽所致;见于未病之前者,多为情志不遂,日久郁结化火,消铄阴液而成。肺有通调水道、下输膀胱的作用,而膀胱又外应皮毛,其脉上行至头,入络脑,故小便时有头痛或恶风或头眩的症状产生。在临诊时,可作为判断疾病轻重或痊愈时间的参考。其所记载的六十日、四十日、二十日,可作为诊断病情的轻重浅深,并非定数,不可拘泥。

(二) 证治

【原文】百合病,不经吐、下、发汗,病形如初者①,百合地黄汤主之。(6)

百合地黄汤方

百合 七枚擘　　生地黄汁 一升

上以水洗百合,渍一宿,当白沫出,去其水。更以泉水二升,煎取一升,去滓,内②地黄汁,煎取一升五合,分温再服,中病,勿更服③,大便当如漆④。

【词解】

①病形如初者:指病状如原文(一)所述。

②内:音义同"纳"。

③勿更服:不必再服。

④大便当如漆:漆,黑色。大便色黑。

【提要】百合病的证治法。

【释义】百合病未经吐、下、发汗等错误治法,日虽久而病情如初,仍如首条所述症状,应该用百合地黄汤治疗。因百合病的病机主要是心肺阴虚内热,治疗以清养、滋润为原则,百合地黄汤具有润养心肺,凉血清热,益气安神功效,是典型百合病的正治之方。本方由百合、地黄组成,用泉水煎服。百合味甘平,润肺清心,益气安神,不仅能补虚滋养,而且可镇静、祛邪,作用甚广,对体虚、功能紊乱、见症纷乱的百合病,既能补其虚,又能理其乱,故作为治疗该病的主药。地黄乃一味滋养上品,益心阴,清血热,滋肾水。泉水能下热利小便,以之煎汤,增养阴清热之力。方后云"中病,勿更服",乃因地黄性寒而润,多服可致泻利,且方中地黄汁用量甚大,故取效后当避免用药过量。又云"大便当如漆",服药后大便呈黑色,为地黄本色,停药后即可消失,不必惊惧。

【按语】百合病的主要症状为精神、饮食、睡眠的失调,与抑郁症的症状有相似之处。从病因来看,百合病除有"热病之后,余热未清"的致病原因外,《医宗金鉴·订正仲景要略论》提出"或平素多思不断,情志不遂,偶触怀疑,卒临景遇",即忧愁过度,再加上感受精神刺激而诱发是百合病发病的主要原因之一。这与抑郁症的现代病因学研究相似,认为情绪不稳定、不开朗、好思虑等加上负性情感体验是抑郁症发病的主要原因。从病机上分析,百合病属心肺阴虚,由百脉失养而造成。因此可影响到精神、饮食、睡眠等多方面的功能。在治疗上,以百合补益肺气,清热润燥为主药,配以麦冬、生地黄、五味子滋阴清热。若阴虚火旺,则加滑石、牡丹皮、知母增强清热之力;若气阴两虚则加黄芪、党参增强补气之效。

尤怡《金匮要略心典》:"此则百合病正治之法也。盖肺主行身之阳,肾主行身之阴,百合色白入肺,而清气中之热;地黄色黑入肾,而除血中之热。气血既治,百脉俱清,虽有邪气,亦必自下,服后大便如漆,则热除之验也。"

二、狐蜮病

【原文】狐蜮之为病,状如伤寒,默默欲眠,目不得闭,卧起不安,蚀①于喉为蜮,蚀于阴②为狐,不欲饮食,恶闻食臭,其面目乍③赤、乍黑、乍白。蚀于上部④则声喝⑤一作嗄。甘草泻心汤主之。(10)

甘草泻心汤方

甘草_{四两}　黄芩_{三两}　干姜_{三两}　人参_{三两}　黄连_{一两}　大枣_{十二枚}　半夏_{半升}

上七味,水一斗,煮取六升,去滓,再煎,温服一升,日三服。

【校勘】原书为"狐惑",今从《金匮要略浅注补正》改为"狐蜮"。

【词解】

①蚀:腐蚀,侵蚀。

②阴:指前后二阴。

③乍:连词,表示选择关系,犹"或",如秦人李斯《用笔法》:"或卷或舒,乍轻乍重。"乍有"忽然、猝然"之义。

④上部:指喉部。

⑤声喝:喝(yè),指说话声音噎塞或嘶哑。

⑥嗄:(shà):声音嘶哑。

【提要】狐蜮病的证治。

【释义】狐蜮病的成因,历代医家一致认为该病与湿热相关。本病湿热蕴蒸,邪正相争,故初起可见发热恶寒,颇似伤寒,但实非伤寒。湿热内郁,扰及心神,故想睡而不能入睡,起卧不宁;湿热循经上蒸,则咽喉溃烂,声音嘶哑或噎塞;湿热循经下注,则二阴腐蚀。喉及二阴是本病的主要病变部位。湿热蕴脾扰胃,胃失和降,故"不欲饮食,恶闻食臭"。"其面目乍赤、乍黑、乍白",提示本病患者的面目之色常有变化,多为五脏不足,更为衰旺,迭见其色也。

根据本病病机,由湿热蕴脾,营卫阻滞,正邪交争,气血逆乱,而引起面目之色变幻无定。狐蜮病以咽喉溃烂以致声音嘶哑为主要表现者,宜清热除湿,扶正解毒,用甘草泻心汤治之。方中甘草生用清热解毒;黄连、黄芩苦寒,清热化湿解毒;干姜、半夏辛温燥湿;人参、大枣、甘草扶正和胃。合奏清热除湿,扶正解毒之功。

【按语】本病的命名,《金匮要略论注》曰:"狐蜮虫也,虫非狐蜮,而因病以名之,欲人因名思义也。大抵皆湿热毒所为之病……毒盛于上,侵蚀于喉为蜮,谓热淫如惑乱之气,感而生蜮也;毒偏在下,侵蚀于阴为狐,谓柔害而幽隐如狐性之阴也。蚀者若有食之而不见其形,如日月之蚀也。"《金匮要略心典》则说:"狐蜮,虫病,即巢氏所谓蜮病也。默默欲眠,目不得闭,卧起不安,躁扰之象,有似伤寒少阴热证,而实为蜮之乱其心也;不欲饮食,恶闻食臭,有以伤寒阳明实证,而实为虫之扰其胃也;其面目乍赤、乍黑、乍白者,虫之上下聚散无时,故其色变更不一,甚者脉亦大小无定也。盖虽虫病,而能使人惑乱而狐疑,故名曰狐蜮。"

本病的发病原因,古人认为与伤寒之后,余热未尽,湿热邪毒内蕴有关。《金匮要略论注》中记载:"狐蜮……大抵皆湿热毒所为之病……毒盛在上,侵蚀于喉为惑,谓热淫故惑乱之气感之生蜮也。毒偏在下,侵蚀于阴为狐,谓柔害而幽隐如狐性之阴也……药用甘草泻心汤,谓病虽由湿热毒,使中气健运,气自不能逆而在上,热何能聚而在喉,故以参甘姜枣壮其中气为主,芩比较连清热为臣,而以半夏降逆为佐也。"

近代通过大量临床实践,对狐蜮病病因的认识不断发展,如认为久卧湿地、饱经风霜、产后郁热、情怀不畅等,均是发病的主要因素。而脾胃湿热、热毒蕴结、气血凝滞等,是其早期的基本病机;后期则以气血不足、脾肾亏虚或肝肾不足为主要病理变化。临证当据不同证情,随证施治。

【原文】蚀于下部①则咽干,苦参汤洗之。(11)

【校勘】苦参汤洗之:《医统正脉》本作"苦参汤方:苦参一升,以水一斗,煎取七升,去滓,熏洗,日三服。"宜从。

【词解】①下部:指前阴。

【提要】狐蜮病前阴蚀烂的证治。

【释义】狐蜮病湿热下注致前阴溃烂,而足厥阴肝经绕阴器,上循于咽,蕴积前阴之湿热又可循经上冲,阻遏津液上承,故兼见咽喉干燥。可在内服清热燥湿解毒方的同时,再以苦参汤外洗前阴患处,使湿热邪毒得清,溃烂腐蚀之处得敛,咽干之标症得除。本方只苦参一味,煎汤熏洗局部。苦参能疗恶疮下部,能杀湿所生之虫,燥湿杀虫以治其本,则咽干自愈。

【原文】病者脉数,无热①,微烦,默默但欲卧,汗出。初得之三四日,目赤如鸠眼②;七八日,目四眦③——本此有黄字。黑。若能食者,脓已成也,赤小豆当归散主之。(13)

赤小豆当归散方

赤小豆 三升(浸令芽出,曝干)　　当归

上二味,杵为散,浆水④服方寸匕,日三服。

【词解】

①无热:谓无寒热,是无表证的互词。

②鸠眼:鸠,鸟名,《说文》"鸠,鹊鸠也",俗称斑鸠,其目珠色赤。

③四眦:眦(zì),即眼角。四眦,指两眼内外眦。

④浆水：浆，酢也。《本草纲目》称浆水又名酸浆。嘉谟云："炊粟米熟，投冷水中，浸五六日，味酸，生白花，色类浆，故名。"此法现已少用。

【提要】狐惑酿脓的证治。

【释义】"无热""汗出"提示病不在表，"脉数""微烦"是里热已盛，心神受扰；"默默但欲卧"与条文（十）"默默欲眠"相类，乃湿热内郁所致；"目赤如鸠眼"是热入血分，血中之热随肝经上注于目之故，说明湿热邪毒不得化解，有成脓之征兆；如血分热毒壅遏日久，则血瘀热腐而脓成，可见面目两眦发黑；脓成之时，病势已集中于局部，对脾胃的影响减轻，所以"能食"。治用赤小豆当归散，取其渗湿清热，解毒活血排脓之功效。方中赤小豆渗湿，和血解毒，排痈肿脓血；当归活血，祛瘀生新；浆水清凉解毒。

【按语】根据近代临床观察，本病初期少见眼部症状，往往经二三年反复发作才出现，故对"初得之三四日""七八日"等语不可机械地理解，而应灵活看。本病的眼部症状可见目赤肿痛，畏光，视力减退，甚可形成前房积脓，最后可致盲。本病的成脓部位可以在眼部，结合《惊悸吐衄下血胸满瘀血病》赤小豆当归散治近血的记载看，成脓亦可发生在大肠下端的肛门处，上下部位有异，成脓机制相同，本方均可适用。

本篇论述百合、狐惑两种疾病的病因病机、证治。

百合病多由热病之后，或情志不遂，引起心肺阴虚内热，百脉失和所致。临床可见精神恍惚不定，语言、行动、饮食、感觉异常，口苦，小便赤、脉微数等特征。治疗以养阴清热，润养心肺为原则，百合地黄汤为主方。本病在用药物治疗的同时，还应配合语言开导、情志调畅和饮食调理。近代医家比较重视精神因素在发病中的作用，从本条对百合病所描述的症状来看，本病与现代医学的癔病，神经官能症的某些表现颇为相似，故其证属心肺阴虚内热者，可按本病治疗。此外，心理治疗在本病的防治中亦占有重要地位。

百合病如误用汗下吐者，则分别选用百合知母汤、滑石代赭汤、百合鸡子黄汤。如未经误治，日久变渴者，配合百合洗方或瓜蒌牡蛎散；变发热者，用百合滑石散。总之，按病情随证施治，同时，亦应重视精神调摄及饮食护理。

狐惑病是湿热所致的疾患，以咽喉及前后二阴溃烂和目赤为特征，以清热除湿解毒为治疗原则。可内外兼治，内治可服甘草泻心汤、赤小豆当归散，外治可用苦参汤洗、雄黄熏，二者配合，疗效更好。西医学诊断的口、眼、生殖器综合征及复发性口疮等可参照本病诊治。

第四章

疟病脉证并治

本篇论述疟病的辨证论治,疟病以往来寒热,休作有时,反复发作为主要表现。本篇将疟病分为温疟、瘅疟和牝疟三种,并指出疟病经久不愈则可形成疟母。治法有汗、吐、下、温、清、消、针、灸及饮食调理等,为后世研治疟病奠定了基础。

一、证治

【原文】病疟,以月一日发,当以十五日愈①;设不差,当月尽解;如其不差,当云何?师曰:此结为癥瘕②,名曰疟母③,急治之,宜鳖甲煎丸。(2)

鳖甲煎丸方

鳖甲十二分炙　乌扇④三分烧　黄芩三分　柴胡六分　鼠妇⑤三分熬　干姜三分　大黄三分　芍药五分　桂枝三分　葶苈一分熬　石韦三分去毛　厚朴三分　牡丹五分去心　瞿麦二分　紫葳⑥三分　半夏一分　人参一分　䗪虫五分熬　阿胶三分炙　蜂窠四分炙　赤消十二分　蜣螂六分熬　桃仁二分

上二十三味,为末。取锻灶下灰⑦一斗,清酒⑧一斛五斗,浸灰,候酒尽一半,着鳖甲于中,煮令泛烂如胶漆⑨,绞取汁,内诸药,煎为丸,如梧子大,空心服七丸,日三服。《千金方》用鳖甲十二片,又有海藻三分、大戟一分、䗪虫五分,无鼠妇、赤消二味,以鳖甲煎和诸药为丸。

【词解】

①十五日愈:农历将一年分为二十四节气,五日为一候,三候为一气,即一个节气。当节气变更时,人身之气也随之变更,天人之气相应,最易驱疟邪外达,故曰十五日愈。

②癥瘕:邪入血分,瘀结成形,固定不移者为癥;邪在气分,时隐时现,推之可移者为瘕。此偏指前者,且在一侧或双侧胁下。

③疟母:即疟病经久不愈,疟邪假血依痰,结于胁下形成的癥块。

④乌扇:又名射干。也有认为指鸢(yuan)尾的。

⑤鼠妇:即地虱(《本草纲目》)。

⑥紫葳:即凌霄花(《神农本草经》)。

⑦锻灶下灰:锻铁炉灶下之灰。

⑧清酒:与浊酒相对,清洁的陈酒,专作祭祀用,后泛指清醇的酒。

⑨胶漆:形容药物熬至黏稠状。

【提要】疟母的成因及治疗。

【释义】中医认为,天人相应,自然界每十五天变更一个节气,人身之气亦随之变更,疟病患者此时最易驱疟邪外达,否则要等到下一个节气变更之日,即月底方愈。如果月底亦未愈,则疟邪易假血依痰,痞结于胁下,形成症瘕即所谓疟母,用鳖甲煎丸破瘀消癥,杀虫止疟。方中鳖甲合锻灶下灰所浸之酒软坚散结;大黄、桃仁、鼠妇、紫葳、赤硝、蜣螂、䗪虫等活血化瘀;葶苈、石韦、瞿麦等宣利水湿;柴胡、黄芩、半夏、干姜等理气机,调寒热;人参、桂枝、芍药、阿胶等调营卫,助正气;全方寒热并用,攻补兼施,行气化瘀,除痰消癥,成为治疗疟母的主方。

【按语】条文中"月一""十五日"等,均是强调节气变更对人体的影响,提示人体正气盛衰对疾病转归的影响,并非无须治疗、等待自愈。临床发现疟病应及时治疗,防止疾病发展变化。

【原文】温疟者,其脉如平,身无寒但热,骨节疼烦,时呕,白虎加桂枝汤主之。(4)

白虎加桂枝汤方

知母_{六两} 甘草_{二两,炙} 石膏_{一斤} 粳米_{二合} 桂去皮_{三两} 上锉。每五钱,水一盏半,煎至八分,去滓,温服,汗出愈。

【校勘】《脉经》《千金方》"呕"末有"朝发暮解,暮发朝解,名曰温疟"。

【提要】温疟的证治。

【释义】《素问·疟论篇》曰:"温疟者,得之冬中于风,寒气藏于骨髓之中……因遇大暑……或有所用力,邪气与汗皆出,此病藏于肾,其气先从内出之于外也……故先热而后寒,名曰温疟。"可知温疟是内有伏邪,暑邪诱发,症见先热后寒。本条言温疟身无寒但热乃相对之词,只是热多寒少而已;骨节疼烦并非表寒,乃内藏之邪外达;时呕系热邪内盛于阳明,胃气上逆所致。治以白虎汤清热生津,加桂枝以"领邪外出,作向导之官,得热因热用之妙也"(《温病条辨》)。

【按语】"脉如平"的解释大体有二:一是脉弦数,温疟乃疟病之一,既然"疟脉自弦","弦数者多热",温疟"无寒但热",故脉多弦数;二是脉如平人,因"病非乍感,故脉如其平时也"(《金匮要略心典》)。从所用方药看,脉弦数较符合实际。

本条骨节疼烦亦有人认为是兼有表寒,用桂枝以解表寒;或伏寒在筋节,用桂枝以逐寒。亦通。

本篇专论疟病,将疟病分为瘅疟、温疟、牝疟三种证型,前二种以热为主,但瘅疟是肺素有热,发于新感;温疟是邪藏于肾,发于伏气;牝疟多见于阳虚之人,内有痰饮(涎),阳气不能外达,以寒为主。若三者迁延日久,疟邪假血依痰,痞结于胁下可成为"疟母"。瘅疟、温疟、牝疟的临床表现,偏于寒者寒多热少;偏于热者热多寒少,或但热无寒;然均以寒战壮热,头痛汗出,休作有时为特征。在治疗上,牝疟用蜀漆散,温疟用白虎加桂枝汤,瘅疟虽未出方,后世提出择用白虎加人参汤或竹叶石膏汤,疟母用鳖甲煎丸。至于饮食调理,亦是辅助治疗所必不可少的。西医学诊断的疟疾可参照疟病诊治,肝脾肿大可参照疟母用鳖甲煎丸治疗。

第五章
中风历节病脉证并治

本篇论述中风与历节两种疾病的证治。中风是一种以口眼㖞斜、半身不遂,甚者突然昏倒、不省人事为主证的疾病。因本病发病急骤,变化多端,与风邪善行数变的特征相似,而且古人认为与感受外风有关,故以中风命名。历节病以关节肿痛为主症,甚者关节活动障碍而身体消瘦,多由肝肾不足,复感风寒湿邪所致,因肿痛可遍历多个关节,故名历节。以上两病皆与素体气血不足、感受外邪有关,而且均出现肢体病变,故合为一篇讨论。

一、中风

【原文】寸口①脉浮而紧,紧则为寒,浮则为虚;寒虚相搏,邪在皮肤②;浮者血虚,络脉空虚;贼邪不泻,或左或右;邪气反缓,正气即急,正气引邪,㖞僻不遂③。邪在于络,肌肤不仁④;邪在于经,即重不胜⑤;邪入于府,即不识人⑥;邪入于脏,舌即难言,口吐涎。(2)

【词解】
①寸口:指左右两手的寸脉,寸口主表主营卫。
②皮肤:与络脉同义,犹言邪在浅表,即第一篇所言"为外皮肤所中也"之意。
③㖞僻不遂:即口眼㖞斜,不能随意运动。
④肌肤不仁:即肌肤麻木不仁。
⑤重不胜:谓肢体重滞不易举动。
⑥不识人:即昏迷,不认识人。

【提要】中风的病因病机和脉证。

【释义】脉浮多主表证,但本条以寸口脉浮提示中风病人血气虚弱;紧脉主寒,由于血气虚弱,导致络脉空虚,卫外不固,外邪乘虚而入,初病邪浅,病在肌肤。正虚之处便为留邪之所,受邪之处经络之气不能正常运行而弛缓不用,健侧皮肤肌肉正常有力而相对紧张,患侧为健侧牵引,出现口眼㖞斜,故中风口眼㖞斜,向左者病反在右,向右者病反在左。

由于中风邪气有轻重,体质有强弱,病邪中人则有轻重深浅之分。邪中络脉,病变较轻,症见肌肤麻痹不仁;邪中经脉,病变较重,症见肢体沉重,半身不遂;邪气深入脏腑,影响脏腑功能,病情更重,出现昏不识人,不能言语,口吐涎等严重症状。

【按语】中风的病因病机，唐以前以"外邪所中"之论为主，至金元后开始注重内因。如刘河间认为实由内因"五志化火"所致；李东垣认为本气自病，正气内虚；朱丹溪认为气虚痰湿自盛而致；张景岳提出主要责之五脏真阴亏损；叶天士提出"水不涵木，木少滋荣，肝阳上亢，内风时起"；等等。总之，历代医家通过长期实践观察，对中风的病因病机认识逐步完善。现在认为内因是本病发病根本，外因是诱发因素，两者都不可忽视。

对于"邪入于腑""邪入于脏"，后世医家对脏、腑看法不同，如有人认为腑是胃，也有认为是脑，还有人认为是奇恒之腑。我们认为张仲景用在络、在经、入腑、入脏来表示病情的轻重，即在经络者病轻易治，预后较好；入脏腑者病重难治，预后不良。现在对中风以有无神志障碍区分入脏腑、在经络，对邪入脏腑，出现昏不识人，首分闭、脱。闭证牙关紧闭，口噤不开，两手握固，大小便闭，肢体强痉；脱证目合口开，鼻鼾息微，手撒肢冷，二便自遗，脉微欲绝。另外，结合西医学分为缺血性中风与出血性中风。

二、历节

(一)病因病机

【原文】寸口脉沉而弱，沉即主骨，弱即主筋，沉即为肾，弱即为肝。汗出入水中，如水伤心①，历节黄汗②出，故曰历节。(4)

【词解】

①如水伤心：因心主血脉，如水伤心，犹言水湿伤及血脉。

②黄汗：这里指历节病中的一个并发症状，是关节痛处溢出黄水。

【提要】肝肾不足，寒湿内侵的历节病机。

【释义】沉脉主病在里，在此主肾气虚弱，因肾主骨，所以说"沉即主骨""沉即为肾"；弱脉是肝血不足之征，因肝主筋，所以说"弱即主筋""弱即为肝"；说明肝肾不足，筋骨失养是历节发病的内因。汗出时腠理开泄，肌表疏松，若此时入水作业或沐浴，寒湿之邪易乘虚内侵，这是发生历节病的外因。寒湿乘虚内侵，浸淫筋骨，流入关节，阻碍经脉气血运行，以致关节肿痛，形成历节病；寒湿郁久化热，可见关节痛处溢出黄水。

【按语】本条说明之所以发生历节，肝肾虚弱为本，寒湿外侵为标，为后世治疗历节补益肝肾奠定了基础。文中"汗出入水中"只是举例，居处潮湿、淋雨受寒等皆可致寒湿内侵，应注意防范。此外，还应注意历节黄汗与黄汗病的鉴别：黄汗病全身汗出色黄如柏汁，历节黄汗仅在关节局部，且伴有疼痛。

【原文】盛人①脉涩小，短气，自汗出，历节疼，不可屈伸，此皆饮酒汗出当风所致。(7)

【词解】①盛人：指身体肥胖的人。

【提要】阳虚风湿历节的病因及临床表现。

【释义】胖人多虚多湿，肥胖之人见短气、自汗出与脉涩小，提示阳气不足，卫表虚弱，血行不畅；饮酒过多，易伤及脾胃致湿从内生，汗出当风易致风邪乘虚而入，这些都是历节的常见病因;风湿相搏滞于关节经络,以致关节疼痛,不可屈伸。

【按语】本条原书与第六条为一段,为便于学习,据《金匮要略讲义》分为第七条。

(二)证治

【原文】诸肢节疼痛,身体魁羸①,脚肿如脱②,头眩短气,温温③欲吐,桂枝芍药知母汤主之。(8)

桂枝芍药知母汤方

桂枝_{四两}　芍药_{三两}　甘草_{二两}　麻黄_{二两}　生姜_{五两}　白术_{五两}　知母_{四两}　防风_{四两}　附子_{二枚炮}

上九味,以水七升,煮取二升,温服七合,日三服。

【校勘】附子二枚:《医统正脉》作"附子二两"。

【词解】

①魁羸:此指关节肿大,形体消瘦。《金匮要略编注二十四卷》《金匮要略心典》《医宗金鉴·订正金匮要略》本俱作尪(wāng)羸,是指身体瘦弱。

②脚肿如脱:脚在古代指胫,即小腿。形容膝关节肿大而突出。

③温温:作蕴蕴解,谓心中郁郁不舒。

【提要】风寒湿邪痹阻兼有阴伤历节的证治。

【释义】风寒湿邪流于筋骨,结于关节,气血运行受阻,故肢节疼痛肿大;病久不解,正气日衰,故身体逐渐消瘦;邪阻中焦可见短气呕恶;邪气上犯,则头昏目眩;湿流于下则膝关节肿大突出。风寒湿邪久留不去,可化热伤阴,故用桂枝芍药知母汤祛风除湿,温经散寒,兼滋阴清热。方中麻黄、桂枝祛风通阳;附子温经散寒止痛;白术、防风除湿祛风,白术并有益气固表之用,可防麻黄、桂枝、附子等过于辛散之弊;知母、芍药养阴清热;生姜祛风散寒,和胃止呕;甘草和胃调中。

【按语】脚肿如脱,有教材解释为形容两脚肿胀,且又麻木不仁似乎要和身体脱离一样。也有人根据前人对《尔雅》《庄子》中"脱"是蝴蝶蜕变生出,皮薄嫩光泽的注解,认为本句比喻脚肿较甚,皮肤显得薄嫩光亮之状。但根据《说文解字》,脚在古代指胫,即小腿,结合临床本句解为膝关节肿大突出较为合适。

桂枝芍药知母汤寒温并用,为临床治疗关节疼痛、久病不愈的常用有效方药,若病人肝肾气血亏虚突出,应酌以补益肝肾。

【原文】病历节,不可屈伸,疼痛,乌头汤主之。(10)

乌头汤方治脚气疼痛,不可屈伸。

麻黄_{三两}　芍药_{三两}　黄芪_{三两}　甘草_{三两炙}　川乌_{五枚㕮咀,以蜜二升,煎取一升,即出乌头}

上五味,㕮咀四味,以水三升,煮取一升,去滓,内蜜煎中,更煎之,服七合。不知,尽服之。

【校勘】甘草:原文缺剂量,《金匮要略心典》等注本均作三两,据此补。

乌头:原文作乌豆,据《医统正脉》改。

【提要】寒湿历节的证治。

【释义】本条叙证比较简略,从乌头汤的作用看,本条历节疼痛不可屈伸是由寒湿所致。寒为阴邪,其性收引,凝滞主痛;湿邪易阻遏气机;寒湿留滞关节,经脉痹阻,气血运行不畅,故关节疼痛剧烈,不可屈伸,并可见手足、肢体不温,舌淡苔白腻,脉沉细等。治以乌头汤温经散寒,除湿止痛。方中麻黄发汗温散寒邪;乌头温经散寒止痛;芍药、甘草缓急止痛,且酸甘化阴可护营阴,以防乌头、麻黄温热之品化燥伤阴;黄芪益气固表除湿,既可助麻黄、乌头温经散寒,并可防其过于辛散,具有扶正祛邪之效;乌头有毒,白蜜甘缓,能解乌头之毒,故二药同煎,诸药配伍,能使寒湿之邪微汗而解,病去而正气不伤。

【按语】乌头汤中乌头为有毒之品,除用时配伍白蜜外,久煎亦可减少毒性,煎煮时间应超过1h。纯正蜂蜜含水分较少,若按原文以蜜二升煎乌头取一升较为困难,使用时应灵活改进,可在蜂蜜中加水或改为用水先煎。此外要掌握用量,一般从小剂量开始,并注意观察服药后情况。如病人服药后出现口唇、肢体麻木或头晕目眩,呕吐腹泻症状及脉搏间歇、呼吸急促、心跳加快,甚至神志昏迷则为中毒现象,应予解救。若只有头晕、肢体发麻者,可能是服药后的瞑眩现象,为起效之征。轻度中毒可用甘草、绿豆水煎服,或用生姜、甘草各15克、金银花18克,水煎服。病情危重者,当入院救治。

桂枝芍药知母汤与乌头汤均可治历节病,但适应证的病机、症状和两方作用有所不同,前者为风寒湿痹阻关节化热伤阴,症见关节肿痛,可伴发热,身体消瘦,治以祛风除湿,温经散寒,兼滋阴清热;后者为寒湿痹着关节,损伤阳气,以关节剧痛、不可屈伸伴畏寒为特征,治以温经散寒,益气逐湿。

历节与前第二篇所论湿病虽均可见关节疼痛,但在病因、病位、主症等方面有异,湿病主要责之风寒湿邪侵袭、脾虚湿盛,病位主要在肌肉、关节,可见发热、身重、全身肌肉及关节疼痛,一般关节不变形;历节主要以肝肾气血亏虚、筋骨失养为内因,风寒湿侵袭是外因,病位在筋骨关节,以关节疼痛为主症,关节可变形。因此,乌头汤与麻黄加术汤虽均可治疗寒湿引起的疼痛,但乌头汤主治寒湿历节,以关节疼痛剧烈、不可屈伸为特点,病位主要在筋骨;麻黄加术汤主治寒湿在表的湿病,以身体疼痛剧烈而致烦扰不宁为主症,可伴恶寒发热、无汗等表实证,病位主要在肌腠。

本篇论述中风、历节两种疾病的证治。中风是气血不足,感受风邪,经络脏腑功能失常所致,以口眼㖞斜、半身不遂为主症,甚则神志不清。与《伤寒论》中"太阳病、发热、汗出、恶风、脉缓者,名为中风"不可混淆。《伤寒论》"中风"属于外感风邪表证,本篇论述中风乃杂病范畴。杂病中风根据临床表现区分病情轻重:邪在于络,肌肤不仁;邪在于经,即重不胜;邪在于腑,即不识人;邪在于脏,舌即难言,口吐涎。现在对中风分类,除以有无神志障碍区分入脏腑、在经络外,并结合西医学,进一步分为出血性中风与缺血性中风。治疗方面,虽未出方,但所附侯氏黑散、风引汤、防己地黄汤均有扶正祛邪,清热熄风,养血祛风之功,可用于中风的治疗,另外还应参考后世医家治法。西医学诊断的脑血管痉挛、脑栓塞、脑出血等病可参照中风诊治。

历节病以多个关节肿痛,甚则变形、身体魁羸为主症。其形成以肝肾亏虚、胃有蕴热、气血不足,或阳气虚弱等为内因,加之汗出入水中浴、饮酒汗出当风等外因,以致风寒湿邪痹阻关节,气血运行受阻,形成本病。风寒湿邪痹阻兼有阴伤者宜用桂枝芍药知母汤祛风除湿,温经散寒,滋阴清热;寒湿偏胜者治用乌头汤温经散寒,除湿止痛。本篇对历节治疗用黄芪、白术益气固表,芍药养血敛阴,体现了补益气血的精神。但所出两方毕竟偏于温燥,若病人肝肾气血亏虚突出,应以补益肝肾为主。西医学诊断的类风湿性关节炎、风湿性关节炎、痛风、坐骨神经痛等可参照历节病诊治。

第四篇 温病学医籍选读

第一章

《温热论》选读

第一节 概述

叶天士,名桂,字天士,号香岩,晚年号上津老人。生于清代康熙六年(1667年),卒于清·乾隆十一年(1746年)。祖籍安徽歙县,先世迁至吴县(今江苏省苏州市),世居阊门外下塘上津桥畔。其祖父及父亲皆精通医术,尤以儿科闻名遐迩。叶氏少时,日至学塾读书,晚由其父讲授岐黄之术。14岁时,其父逝世,便从其父之门人朱君专心习医。叶氏聪颖勤奋,经常寻师访友,凡闻某医善治某证,即执弟子礼,得其术则更从他师。据传叶氏在18岁时已求教过17位老师,即使成名之后,尚从师多人。叶氏博采众长,融会贯通,学识渊博,医术精湛,不仅精于内科,而且精于幼科、妇科。其最擅长者,莫过于温病时疫痧痘等证。叶氏敢于创新,注重取舍,史书称其"治方不执成见。""切脉、望色、听言,病之所在,如见五脏",故治病多奇中,每起沉疴危症,名著朝野。叶氏一生辉煌,清代权威的史书——《清史稿》称其"名满天下""大江南北,言医者辄以桂为宗,百余年来,私淑者众。最著者,吴瑭、章楠、王士雄"。

《温热论》是叶天士的代表作,是温病学理论体系的奠基之作,是中医典籍中最重要的专著之一。据唐大烈《吴医汇讲》小引中所记,该著作为"先生游于洞庭山,门人顾景文随之舟中,以当时所语信笔录记而成。该著文辞简要,论述精辟,甚切实用。其主要内容可概括如下:(1)阐明温病的发生发展规律,指出其病因、感邪途径及传变形式;(2)创立卫气营血学说,明确温病的证治规律;(3)丰富和发展温病学的诊断内容;(4)论述妇人温病的证治特点。

世传的《温热论》有两种版本,一是由华岫云收载于《临证指南医案》中的《温热论》,称为"华本";二是由唐大烈收载于《吴医汇讲》中的《温证论治》,称为"唐本"。两本内容基本相同,仅文字略有出入。后章虚谷依"唐本"将其收于《医门棒喝》中,名《叶天士温病论》,对原文逐条进行详细的注释,并阐发己见。王孟英依"华本"将其收于《温热经纬》中,更名为《叶香岩外感温热篇》,不仅收入了众多医家的注释和论述,本人亦加了精辟的按语。此后,注释本篇的还有凌嘉六、宋佑甫、周学海、陈光淞、杨达夫等。而吴坤安的《伤寒指掌》、茅雨人的《感证集腋》等虽非注释本,但对本著内容亦有阐发,可供参考。

本教材以王孟英的《温热经纬》为据,将原文列为37条,以内容归类分析,按原文、词解、释义、述评之体例予以叙述。原文后括号内数字,为《温热论》原条文顺序编号。

叶氏一生诊务繁忙,其著作多由其门人(或后人)整理而成,除《温热论》外,尚有《临证指南医案》《幼科要略》《叶氏医案存真》《眉寿堂方案选存》《叶氏医案未刻本》《叶天士晚年方案真本》等存世,这些著作均能真实地反映出叶氏的学术思想和临床经验,均为温病学之不可多得的重要著作。

第二节 温病大纲

【原文】温邪①上受②,首先犯肺,逆传③心包。肺主气属卫,心主血属营,辨营卫气血虽与伤寒同,若论治法则与伤寒大异也。(1)

【词解】
①温邪:温病的总病因。
②上受:口鼻位于人体上部之头面部,温邪侵入多经口鼻,故曰上受。
③逆传:温邪自手太阴肺横传进入手厥阴心包谓之逆传。

【释义】对于温病病因的认识,明代以前医家多遵从《内经》的"冬伤于寒,春必病温"之说,认为是"伏寒化温"所致。明末医家吴又可《温疫论》中提出"杂气论",认为温病的病因是"异气""杂气""疠气"等。叶天士在继承前人病因学说的基础上,创造性地提出了"温邪"一说,突出了温病病因的温热特性。温邪是温病总病因的名称,它包括了风热病邪、暑热病邪、暑湿病邪、湿热病邪、燥热病邪、温热病邪以及疠气、温毒等多种病邪。

温病的感邪途径多为"上受",即由口鼻而侵入人体。首发病位是"犯肺"。因肺为华盖,其位最高,主司呼吸,开窍于鼻,外合皮毛,宣发卫气,故温邪初犯人体,肺卫先伤,临床上即可出现肺卫证候。叶氏之后,吴鞠通提出"凡病温者,始于上焦,在手太阴",二者正可相互印证。

温病初起邪在肺卫,病情轻浅,经及时而正确地诊治,病邪即可外解,可谓不传。若邪不外解,肺卫病变传至阳明气分,称为顺传。肺心同居上焦,若手太阴肺卫病变横传进入手厥阴心包即谓之逆传。逆传相对顺传而言,其传变迅速,病势重险。

温病的全过程主要是肺与心包的病变,主要是卫气营血的功能失常和实质损害,它反映出表里浅深的不同病理变化。卫气分病变主要与肺相关,多属功能失常,营血分病变主要与心相关,多属实质损害。故叶氏云:"肺主气属卫,心主血属营。"一般说,邪在肺卫者,病情轻浅,传气则病情较重,逆传心包及病在营分者病情更重,深入血分者则病情最重。这种按卫气营血来分析温病发展阶段的辨证方法，反映了温病发生发展的客观规律，形成了温病独特的辨证纲领。

伤寒与温病同属外感热病，其发生发展及传变均符合由表入里、由浅入深的一般规律，均有人体功能的失调和实质的损害，故叶氏言"同"。但是，此"同"并非完全相同。温病以卫气营血辨证，初起邪在肺卫时主以辛凉，入气方可清气，入营主以清营泄热，入血则需凉血散血。温病全病程均易耗伤津液，故须重视养阴生津。伤寒以六经辨证，初起寒伤太阳主以辛温解表，进而邪入阳明则或清或下，邪在少阳则和解表里，而太阴之脾胃虚寒，少阴之心肾阳虚，厥阴之寒热错杂等均有不同之治法。伤寒病程中易伤阳气，故须重视顾护阳气。故叶氏云若论治法则与伤寒"大异"也。

【按语】此条概括了温病的发生与传变规律，指明了温病的病机变化，并指出了温病与伤寒辨治的区别。故将其作为温病大纲之一。

此条"上受"之说似有以偏概全之嫌。华岫云云："邪从口鼻而入，故曰上受，但春温冬时伏寒，藏于少阴，遇春时温气而发，非必上受之邪也。"王孟英云："伏气自内而发，则病起于下者有之；胃为藏垢纳污之所，湿温、疫毒病起于中者有之；暑邪夹湿者亦犯中焦，又暑属火，而心为火脏，同气相求，邪极易犯，虽始上焦，亦不能必其在手太阴一经也。"由此可见，温邪的入侵途径虽以"上受"为多，但其他途径亦不可忽视。

对"逆传""顺传"的解释，王孟英和章虚谷均有阐述。王孟英释："温病之顺传，天士虽未点出，而细绎其议论，则以邪从气分下行为顺，邪入营分内陷为逆也。苟无其顺，何以为逆"。章虚谷云："以卫气通肺，营气通心，而邪自卫入营，故逆传心包也。"二者之意多同，可助理解。

【原文】大凡看法，卫之后方言气，营之后方言血。在卫汗之可也，到气才可清气①，入营犹可透热转气②，如犀角、玄参、羚羊角等物，入血就恐耗血动血，直须凉血散血，如生地、丹皮、阿胶、赤芍等物。否则前后不循缓急之法，虑其动手便错，反致慌张矣。(8)

【词解】
①清气：即清气泄热。
②透热转气：指把营分之热仍然透转到气分而解的治疗方法。

【释义】一般来说，温病初起邪在卫分，病情轻浅，继之表邪入里传入气分，病情加重。卫气分病变以功能失调为主，相对营血分而言，病情较轻。若进而深入营分，病情更重，最后邪陷血分，则病情最为深重。营血分病变以实质损害为主，伴有严重的功能失调，远较卫气分病变为重。这就反映了温病发生发展过程中的病位浅深、病情轻重及病程的先后阶段，叶氏以卫气营血的病机传变规律来概括。

叶氏根据卫气营血不同阶段的病理机制，确定了相应的治疗大法。在卫汗之可也得"汗之"，一般认为邪在卫分，主以汗法。华岫云言"辛凉开肺便是汗剂，非如伤寒之用麻桂辛温也"，即治疗卫分证宜辛凉透汗，使邪从外解，用药既忌辛温，以免助热耗阴，又忌过用寒凉，以免凉遏冰伏，邪不外透。

"到气才可清气",是指气分证的治疗应当清气泄热。初入气分者多用轻清透邪之品,使邪热外透。叶氏用"才可"二字,强调清气之品不可早投滥用,须在温邪确实入气之后方可用之,以防寒凉遏邪不利于透邪。

"入营犹可透热转气",是指邪热入营,治宜清营热、滋营阴,佐以轻清透泄之品,使营分邪热透转到气分而解的治疗方法。药如犀角、玄参、羚羊角等,再配合银花、连翘、竹叶等清泄之品,以达透热转气之目的。

"入血就恐耗血动血,直须凉血散血"。耗血指耗伤血液,动血指血溢脉外而出现的出血及瘀血见症。针对血分证热盛迫血,耗血动血,热瘀交结的病机特点,治用"凉血散血"之法。该法具有清、养、散三方面的作用。清,指清热凉血,药如犀角、丹皮等。养,指滋养阴血,药用生地、阿胶等。散,指消散瘀血,药用赤芍等。

辨清卫气营血的前后顺序证候病机及轻重缓急等,是确立治疗大法并进而选方用药的依据,其规律应以遵循,否则就会动手便错,反致慌张矣。

【按语】本条指明卫气营血病机的深浅层次及病程先后,并确立了相应的治疗大法,故将本条与原文第1条并列为温病大纲。

"卫之后方言气,营之后方言血"是温病的一般病机演变过程,但并非所有的温病均有此固定之顺序。王孟英云:"若伏气温病,自里出表,乃先从血分,而后达于气分。"即便新感类温病,亦有初起表现为卫气、卫营同病者,而有的温病在其发展过程中甚至可同时波及卫气营血。

在卫汗之可也之"汗之"并非全用辛凉之法,吴锡璜云:"治温热病虽宜用凉解,然虑其寒滞,宣透法仍不可少"。此乃因卫分之邪有风热、暑湿、湿热、燥热等之不同,故其治法亦不尽相同。如湿热在卫,尤其湿重于热时,辛温芳香之品亦当使用,故"汗之"之法,当以邪之不同而施以不同之治,总以透邪外达,邪随汗出为原则。气分证涉及肺、胃、肠、脾、胆、三焦等脏腑,感邪种类、轻重有别,故其具体治法极为复杂,"清气"仅言其梗概。"透热转气"多使用于营分证之初起阶段,若属晚期,则难转气。血分证之"凉血散血"其妙在散血。因瘀血不去,血易妄行,用散血化瘀之品,既可收止血之效,又可防凉血之品冰遏血行。把握散血之时机,选药及用量,均为疗效之关键。

第三节 邪在肺卫

【原文】盖伤寒之邪留恋在表,然后化热入里,温邪则热变最速。未传心包,邪尚在肺,肺主气,其合皮毛,故云在表。在表初用辛凉轻剂,挟风则加入薄荷、牛蒡之属,挟湿加芦根、滑石之流。或透风于热外①,或渗湿于热下②,不与热相搏,势必孤矣。(2)

【词解】

①透风于热外:指温邪在表夹风的治疗方法,即于辛凉中加轻清疏散之品,如薄荷、

牛蒡等,使风从表而出,不与热相搏,热自易清。

②渗湿于热下:指温邪在表夹湿的治疗方法,即于辛凉中加甘淡渗湿之品,如芦根、滑石等,使湿从下分利,不与热相搏,热自易解。

【释义】本条论述温病与伤寒传变的区别,温邪在表及其夹风、夹湿的不同治法。伤寒由外感寒邪所致,寒性收引,易伤阳气,初起寒邪束表,郁遏卫阳而呈现表寒见症,必待寒郁化热后逐渐内传阳明而成里热证候,化热传变的过程相对较长。温病由外感温邪所致,温性炎热,易伤阴津,初起温邪袭表,肺卫失宣而见肺卫表热证,热邪枭张,传变迅速,邪热每易内传入里,或逆传心包,或内陷营血而致病情骤然加剧,故曰"热变最速"。

温邪虽传变迅速,但邪从口鼻入,初起多有肺卫分过程,邪热未传心包尚在肺卫,病仍在表。温邪在表,治宜辛凉宣透,轻清疏泄,用辛凉轻剂。切不可误用辛温发汗,助热伤津,而致生变。叶氏指出温邪每易兼夹风邪或湿邪为患,治疗夹风者,在辛凉轻剂中可加入薄荷、牛蒡等辛散之品,使风从外解,热易清除;治疗夹湿者,在辛凉轻剂中加入芦根、滑石等甘淡渗湿之品,使湿从下泄,不与热合,分而解之。

【按语】本条"伤寒之邪留恋在表"和"温邪则热变最速"是指伤寒与温病一般的演变区别,并不代表伤寒传变一定比温病慢。如伤寒中有直中三阴经而传变极速者,温病中亦有留连气分而传变相对较缓的湿温病。

对"透风于热外""渗湿于热下"的解释,陈光淞云:"盖温邪为病,必有所挟,不外风与湿之两途:风,阳邪,宜表而出之,故曰透外;湿,阴邪,宜分而利之,故曰渗下。"章虚谷言:"湿气感于皮毛,须解其表湿,使热外透易解,否则湿闭其热而内侵,病必重矣。其挟内湿者,清热必兼渗化之法,不使湿热相搏,则易解也。"二者均可供参考。

从"挟风则加入薄荷、牛蒡之属""挟湿加芦根、滑石之流",可看出叶氏用药的法则。治风之品当用轻清疏散,不可滥用温燥风药;治湿之品当取淡渗利湿而不伤阴者,临床还应注意温热夹湿除可用淡渗法外,还有芳化、燥湿等法可酌情使用。

叶氏把温病分为夹风、夹湿两大类,对后世影响颇大,后世根据病证性质把温病分为温热与湿热两大类。

【原文】不尔,风挟温热而燥生,清窍①必干,谓水主之气②不能上荣,两阳相劫③也。湿与温合,蒸郁而蒙蔽于上,清窍为之壅塞,浊邪害清④也。其病有类伤寒,其验之法,伤寒多有变证,温热⑤虽久,在一经不移,以此为辨。(3)

【词解】

①清窍:此处指眼、耳、鼻、口等头面部诸窍。

②水主之气:此处泛指人体的津液。

③两阳相劫:风与温热皆属阳邪,故曰"两阳"。风热相合,耗劫津液,清窍失养,可出现口咽干燥等症状。

④浊邪害清:湿与热合谓之"浊邪"。湿热蒙蔽于上,阻遏清阳,清窍为之壅塞,可出现耳聋、鼻塞等症状。

⑤温热:此处指温热夹湿,非单纯之温热。

【释义】本条承上文进一步阐明温热夹风、夹湿的证候特点,以及与伤寒的鉴别要点。风与温热都属阳邪,两阳相合,风火交炽,势必耗劫津液,津伤邪炽,无津上荣,必然会出现口鼻咽等头面清窍干燥之象。湿为阴邪,热为阳邪,湿与热合,湿热交蒸,蒙蔽于上,清阳之气被其阻遏,必然出现耳聋、鼻塞、头目昏胀,甚或神识昏蒙等清窍壅塞见症,揭示了温热夹风与夹湿致病的不同病机特点和辨证要点。

温热夹湿证初起与伤寒类似,如吴鞠通在《温病条辨》中说湿温"头痛,恶寒,身重疼痛,有似伤寒",但两者传变各有特点。叶氏认为"伤寒多有变证",初起邪气留恋在表,然后化热入里,传入少阳、阳明,或传入三阴,随着病程的传变,病证的性质从表寒到里热再到虚寒的变化。温热夹湿证,湿邪淹滞黏腻,病位以中焦脾胃为主,病程中湿热缠绵交蒸于中焦,上蒙下流,弥漫三焦,流连气分不解的时间较长,相对来说传变较慢,变化较少,故曰"温热虽久,在一经不移"。

【按语】"清窍必干"是承上条温热夹风失治误治而出现的证候特点。实际上也是温病的一个重要的病机共性,即易损伤阴液。《温病条辨》曰:"温热,阳邪也,阳盛伤人之阴也。"但临床应注意,出现燥渴的原因不只限于阴伤。

"清窍为之壅塞"是温热夹湿失治而出现的证候特点。但临床见"清窍壅塞"证也不一定都属于湿邪为患,吴锡璜云:"温邪在肺,鼻窍每多闭塞。"温热所致者,多伴有燥渴、脉数等症状,湿热所致者多伴见胸闷、呕恶,不渴或渴不多饮,苔腻、脉濡等症状。

"伤寒多有变证,温热虽久,在一经不移。""温热"二字不可理解为所有的温病,而似指湿热病。临床上区别伤寒与湿温不能仅限于变证之多少,而应结合四诊全面分析。

第四节　流连气分

【原文】若其邪始终在气分流连者,可冀其战汗①透邪,法宜益胃②,令邪与汗并③,热达腠开,邪从汗出。解后胃气空虚,当肤冷一昼夜,待气还自温暖如常矣。盖战汗而解,邪退正虚,阳从汗泄,故渐肤冷,未必即成脱证。此时宜令病者,安舒静卧,以养阳气来复,旁人切勿惊惶,频频呼唤,扰其元神,使其烦躁。但诊其脉,若虚软和缓,虽倦卧不语,汗出肤冷,却非脱证;若脉急疾,躁扰不卧,肤冷汗出,便为气脱之证矣。更有邪盛正虚,不能一战而解,停一二日再战汗而愈者,不可不知。(6)

【词解】

①战汗:温病过程中,突然发生的全身战栗,肢冷爪青,脉沉伏,继而全身大汗淋漓的表现,称为战汗。

②益胃:此处指温邪始终流连气分的治疗大法,即以轻清之品,清气生津,宣展气机,并灌溉汤液,以振奋正气,使邪气随汗外透。

③邪与汗并:指温邪入侵,阳气奋起抗邪,蒸腾汗液,使邪气并入汗液,而从皮肤外泄。

【释义】本条论述温邪流连气分的治法,战汗形成的机理、临床特点、护理措施、预后及与脱证的鉴别等。温邪始终流连于气分者,说明正气尚未虚衰,邪正相持于气分,可希望通过"益胃"法,宣通气机,补足津液,借战汗来透达邪热外解。所谓"益胃",即以轻清宣透之品,疏通气机,并灌溉汤液,促使正气来复,热达于外,腠开汗泄,邪随汗解。

温病中出现战汗是正气驱邪外出的好现象,临床可见全身战栗,甚或肢冷脉伏,继而身热大汗。战而汗解者,脉静身凉,倦卧不语,这是大汗之后,胃中水谷之气亏乏,卫阳外泄,肌肤一时失却温养所致的短暂现象,虽"肤冷一昼夜",一俟阳气恢复,肌肤即可温暖如常。此时,应保持环境安静,让患者安舒静卧,以养阳气来复,切不可见其倦卧不语,误认为"脱证",以致惊慌失措,频频呼唤,反扰其元神,不利机体恢复。

战汗而解与脱证的鉴别要点应注意脉象与神志表现。若战汗后脉象急疾,或沉伏,或散大,或虚而结代,神志不清,躁扰不卧,肤冷汗出者,为正气外脱、邪热内陷的危重现象。临床上还可见一次战汗后病邪不能尽解,须一二日后再次战汗而痊愈的情况,其原因主要是邪甚而正气相对不足,一次战汗不足以驱逐全部病邪,往往须停一二日,待正气渐复后再作战汗而获愈。

【按语】对"益胃"的解释,王孟英云:"益胃者,在疏瀹其枢机,灌溉汤水,俾邪气松达与汗偕行。"可见此"益胃"并非补益胃气。其具体用药,陈光淞云:"如《温病条辨》中之雪梨浆、五汁饮、桂枝白虎等方,均可采用;热盛者食西瓜,战时饮米汤、白水,所谓令水与汗并,热达腠开,得通泄也。"可供临床参考。

对"汗出肤冷"和"肤冷汗出"的解释,陈光淞曰:"汗出肤冷者,汗后而热退肤冷,此邪解正虚之象,故云非脱,即仲景所谓汗泄热去身凉即愈;肤冷汗出者,即《伤寒论》中所谓亡阳遂漏不止,与汗出如油也。"指出了两者的区别,进一步阐发了叶氏原意。

第五节　邪留三焦

【原文】再论气病有不传血分,而邪留三焦①,亦如伤寒中少阳病也。彼则和解表里之半,此则分消上下之势,随证变法,如近时杏、朴、苓等类,或如温胆汤之走泄。因其仍在气分,犹可望其战汗之门户②,转疟之机括③。(7)

【词解】

①三焦:这里是指手少阳三焦,为六腑之一。

②门户:此指出路。

③机括:此指机会。

【释义】本条论述邪留三焦的治疗和转归。温邪久羁气分,多见邪留三焦。三焦属手少阳，总司人体气化功能，是气血津液之通道。若邪热留滞三焦，气机郁滞，水道不利，常形成温热夹痰湿证。

邪留三焦与伤寒少阳病均属半表半里证，但伤寒为邪郁足少阳胆经，枢机不利，症见寒热往来，胸胁苦满，心烦喜呕，默默不欲食，口苦咽干，目眩等，治宜小柴胡汤和解表里；邪留三焦为湿热阻遏三焦，气化失司，见寒热起伏，胸满腹胀，溲短，苔腻等症，治宜分消走泄，宣通三焦，用杏仁、厚朴、茯苓，或用温胆汤宣通三焦气机、化痰清热利湿，此即"分消上下之势"。邪留三焦者应辨清热与湿的孰轻孰重，邪滞上、中、下焦的程度，为选方用药提供依据。若热象较甚者，则以清气泄热为主，若误用分消走泄之品，反致化燥伤津，加重病情，故又须"随证变法"。

湿热病邪在气分，正盛邪实，如治疗得法，气机宣通，痰湿得化，可望通过战汗或转为疟状，使邪与汗并出，逐邪外达而解。因此，邪留三焦阶段转归之关键在于能否促使邪随汗解，即所谓"战汗之门户，转疟之机括"。当然，邪留三焦的转归并不仅限于以上二种情况，还可因湿热留滞于三焦日久，而成水饮里结、痰热蒙蔽清窍、湿热下注膀胱等病变，甚则化燥化火，深入营血等。

【按语】叶氏"分消上下之势"，是针对三焦气机郁滞和痰湿内阻的病机特点而设，王孟英指出："其所云分消上下之势者，以杏仁开上，厚朴宣中，茯苓导下，似指湿温，或其人素有痰饮者而言，故温胆汤亦可用也。"所列举方药，皆着重于宣气、化痰、利湿，对于气机不畅、痰湿较重者较为适合，若热势较重者则不宜单独使用。

第六节　里结阳明

【原文】再论三焦不得从外解，必致成里结。里结于何？在阳明胃与肠也。亦须用下法，不可以气血之分，就不可下也。但伤寒邪热在里，劫烁津液，下之宜猛；此多湿邪内搏，下之宜轻。伤寒大便溏为邪已尽，不可再下；湿温病大便溏为邪未尽，必大便硬，慎不可再攻也，以粪燥为无湿矣。（10）

【释义】本条论述湿热里结的病位和治法，湿热病与伤寒运用下法的区别。湿热邪留三焦，经分消上下，泄化痰湿，随证变法治疗仍不能外解者，可里结于阳明胃和肠，形成湿热积滞胶结于胃肠之证，其临床表现为大便溏而不爽，色黄如酱，其气臭秽较甚等，同时可伴见身热不退，腹胀满，苔黄腻或黄浊等症状，治疗也须用下法。

伤寒阳明里结证为里热炽盛，劫烁津液，燥屎搏结于肠腑，临床以大便秘结为特征，故下之宜猛，以期急下存阴。湿温病里结阳明多系湿热与积滞胶结肠腑，非燥屎内结，临床以大便溏而不爽为特点，故下之宜轻宜缓，反复导滞通便，祛除肠中湿热积滞。伤寒里结由燥热所致，攻下后见大便溏软为燥结已去，腑实已通，不可再用攻下法；湿温病里结为湿热积滞胶结肠腑，轻法频下后见大便成形为湿热积滞已尽，即叶氏所谓"以粪燥为无湿矣",慎不可再用下法。

【按语】对于伤寒下法与湿热里结下法之区别,章虚谷曰:"伤寒化热,肠胃干结,故下宜峻猛;湿热凝滞,大便本不干结,以阴邪瘀闭不通,若用承气猛下,其行速而气徒伤,湿仍胶结不去,故当轻法频下。"但也应注意,若湿邪化燥,已与肠垢互结,亦不可拘于轻下缓下之说而贻误病机。此外,温病致成阳明腑实之证而用峻下的甚多,故对本条应作全面理解,不能以此作为温病与伤寒下法上的绝对区别。

本条"不可以气血之分"之意,后世医家有不同解释,但多似觉牵强。如陈光淞云:"气指温病言,血指伤寒言。"叶氏本意似为不可因为温病以气分、血分证辨治,便认为与伤寒邪在阳明不同,而不用下法。

【原文】再人之体,脘在腹上,其地位处于中,按之痛,或自痛,或痞胀,当用苦泄①,以其入腹近也。必验之于舌:或黄或浊,可与小陷胸汤或泻心汤,随证治之;或白不燥,或黄白相兼,或灰白不渴,慎不可乱投苦泄。其中有外邪未解,里先结者,或邪郁未伸,或素属中冷者,虽有脘中痞闷,宜从开泄②,宣通气滞,以达归于肺。如近俗之杏、蔻、橘、桔等,是轻苦微辛,具流动之品可耳。(11)

【词解】

①苦泄:是"苦寒泄热"的简称,即用苦寒药清泄或降泄里热的方法。主要治疗湿热内阻之证。

②开泄:是以轻苦微辛的药,宣畅气机,透邪外出,以去湿化浊,使邪从上、从外而解,治疗湿热为患而湿尚未明显化热之证。

【释义】本条论述湿热痰浊结于胃脘的主症、治法,以及不同类型痞证的证治鉴别。胃脘居于上腹部,位处中焦,若胃脘按之疼痛,或自痛,或痞满胀痛,当用苦泄之法治疗,因其入腹已近,以泄为顺。但脘痞疼痛的原因有多种,叶氏认为可依据舌苔变化来鉴别寒热虚实的不同,即"必验之于舌"。

临床见舌苔黄浊者,为湿热痰浊互结之证,当用苦泄法,即辛开苦降以清热化痰祛湿,可用小陷胸汤或泻心汤等。其中偏于痰热者,用小陷胸汤;偏于湿热者,用泻心汤。若舌苔白而不燥者,为痰湿阻于胸脘,邪尚未化热;若舌苔黄白相兼者,为邪热已入里而表邪未解;若舌苔灰白且不渴者,为阴邪壅滞,阳气不化,或素禀中冷。后三类证候,虽见胃脘痞胀,但非湿热痰浊互结,不可轻投苦泄,宜用开泄法,即以轻苦微辛,流通气机之品,开泄上焦,宣通中焦,药如杏仁、蔻仁、橘皮、桔梗之类。痰湿重者,可加燥湿化痰之品,如半夏、苍术等;兼表证者可佐以透表之品,如藿梗、紫苏等;阳气不化而阴邪壅滞者,可酌加温通之品,如附子、干姜、白术等。至于"宣通气滞,以达归于肺",乃强调湿热互结胃脘,宣通气机的重要性。因肺主一身之气,能通调水道,肺气得宣,气机得畅,湿浊自去,痞闷自消,即所谓气化则湿化。

【按语】临床上痞证性质有寒、热、虚、实之异。叶氏本条文虽未对痞证进行全面论述,但提出了各种痞证的鉴别"必验之于舌",对临床有重要指导意义。

第七节 论湿

【原文】且吾吴①湿邪害人最广,如面色白者,须要顾其阳气,湿胜则阳微也,法应清凉,然到十分之六七,即不可过于寒凉,恐成功反弃,何以故耶?湿热一去,阳亦衰微也;面色苍者,须要顾其津液,清凉到十分之六七,往往热减身寒者,不可就云虚寒,而投补剂,恐炉烟虽熄,灰中有火也,须细察精详,方少少与之,慎不可直率而往②也。又有酒客③里湿素盛,外邪入里,里湿为合。在阳旺之躯,胃湿④恒多;在阴盛之体,脾湿⑤亦不少,然其化热则一。热病救阴犹易,通阳最难。救阴不在血,而在津与汗;通阳不在温,而在利小便,然较之杂证,则有不同也。(9)

【词解】
①吴:地名,江苏吴县,即现在的苏州一带。此处泛指江南地势低下、雨水较多、水网遍布的地域。
②直率而往:指粗疏草率、不详细审究病情而随便用药。
③酒客:指嗜好饮酒的人。
④胃湿:指湿热侧重于胃者,热重于湿。
⑤脾湿:指湿热侧重于脾者,湿重于热。

【释义】本条论述湿邪致病的特点及其治疗方法和注意点。叶氏"吾吴湿邪害人最广",指其所居吴地(今苏州一带)气候潮湿,故患湿热病者较多,指出了湿邪致病具有地域性的特点。湿邪伤人又有"外邪入里,里湿为合"的特点,里湿的产生多因脾失健运所致,叶氏举"酒客里湿素盛"为例,说明凡恣食生冷,过食肥甘可损伤脾胃之气;或素体肥胖、痰湿过盛者,可影响脾胃运化功能;或过饥、过劳伤及脾气,脾胃失职,均可致水湿不运,湿邪蕴滞于里,成为里湿。里湿素盛一旦再感受外湿,则必然内外相合而为病。

由于脾为湿土之脏,胃为水谷之海,湿土之气同类相召,故湿热病邪致病多以脾胃为病变中心,且随着人体体质的差异导致不同的病机变化。在"阳旺之躯",脾气不虚,胃火较旺,水湿易从热化,归于阳明,见热重于湿之证候,即叶氏所谓"胃湿恒多";在"阴盛之体",脾气亏虚,脾胃运化失职,水湿不化,病归太阴,多见湿重于热之证候,即叶氏所谓"脾湿亦不少"。可见,不同体质感受湿热病邪病位有所不同,湿热各有偏重,初起表现亦不相同,但随着病程的发展,湿邪逐渐化热化燥,则是其病机发展的共同趋势,故叶氏说"然其化热则一"。

湿为阴邪,湿热交蒸于中焦,其病理演变既能化燥伤阴,亦可损伤阳气,往往取决于患者的体质。凡面色白而无华者,多属素体阳气不足,再感湿邪更伤阳气,后期可致湿胜阳微,治疗时应注意顾护阳气,即使湿渐化热,需用清凉之法,也只能用至十分之六七,以免寒凉过度,重伤阳气,造成湿热虽去而阳气衰亡的恶果,即叶氏所云"成功反弃""湿热一去,阳亦衰微也"。凡面色苍而形体消瘦者,多属阴虚火旺,再感受湿热病邪,每易湿从燥化而更伤阴液,治疗时应注意顾护阴液,用清凉之剂到十分之六七,患者热退身凉后,切不可误认为虚寒证而投温补,须防余邪未尽,而导致"炉灰复燃"。

温热属阳,最易伤津耗液而致阴液亏虚,故温病治疗总以清热保津、滋养阴液为基本原则。因滋阴之品性偏寒凉,用于温热病症合"热者寒之""燥者润之"的原则,属正治法,容易掌握运用,故叶氏云"热病救阴犹易"。而湿热易困遏清阳,阻滞气机,治疗既要分解湿热,又要宣通气机。但化湿之品,多芳香苦燥,可助长热势;清热之药多苦寒,苦寒太过又可凉遏气机,损伤脾气而助湿。因此,临证时要掌握好清热、祛湿、宣通之药的合理配伍,才能达到祛邪不伤正的目的,否则非但邪气不解,反而加重病情,阳气愈加蔽阻不通,故叶氏云"通阳最难"。

温邪入里易化燥伤阴是温病的病机特点,因此,温病的治疗重心在祛邪以救阴,其目的并不在于滋补阴血,而是在祛邪的同时顾护阴津,慎用发汗以存津,防止汗泄太过伤阴津。因补血药厚重粘腻,用其救阴,不但血不能生,津难得充,反而会恋邪助邪,故叶氏强调温病"救阴不在血,而在津与汗"。湿热蕴滞中焦,阻滞气机,阳气不通,而致脘痞腹胀,甚至肢冷不温等,治宜清热化湿,宣通气机,使湿去而阳无所困自然宣通。因湿热之邪以小便为其外泄之路,"治湿之法,不利小便非其治也",故叶氏云"通阳不在温,而在利小便",强调淡渗利湿法在祛湿中的重要性。通阳"不在温"不能认为祛湿不用温性药物,因祛湿药物中不乏温性之品,如理气化湿、苦温燥湿、芳香化湿等药,只是此等药物与辛热温阳药物作用不同而已。因此,温病治疗中"救阴""通阳"的意义与杂病有所不同。

【按语】本条"湿盛则阳微也"与"湿热一去,阳亦衰微也",两者意义不完全相同。前者指阳虚之人易感受湿邪,而湿邪为患也易损伤阳气。后者指湿热已伤阳,再过用寒凉更导致阳气衰亡。

对于"救阴不在血""通阳不在温"的解释,王孟英云:"言救阴须用充液之药,以血非易生之物,而汗需津液以化也。"陈光淞曰:"然通阳之药不远于温,今温药既不可用,故曰'通阳最难'。惟有河间分消宣化之法,通利小便,使三焦弥漫之湿,得达膀胱以去,而阴霾湿浊之气既消,则热邪自透,阳气得通矣。"二者均可助理解。

本条叶氏所论治法主要针对湿热性温病而言,对其他温病以及一些内伤杂病的治疗也有一定的指导意义。

第八节 邪入营血

【原文】前言辛凉散风,甘淡驱湿,若病仍不解,是渐欲入营也。营分受热,则血液①受劫,心神不安,夜甚无寐,或斑点隐隐,即撤去气药②。如从风热陷入者,用犀角、竹叶之属;如从湿热陷入者,犀角、花露③之品,参入凉血清热方中。若加烦躁,大便不通,金汁④亦可加入,老年或平素有寒者,以人中黄⑤代之,急急透斑为要。(4)

【词解】
①血液:此处指营阴。
②撤去气药:指除去治疗邪在卫气分时所用的透风渗湿等药。
③花露:此处指菊花露,或金银花露。
④金汁:即粪清。为取健康人的粪便封于缸内,埋入地下,隔1~3年取出其内的清汁即是。具有清热凉血解毒的作用。
⑤人中黄:又名甘中黄,甘草黄。为甘草末置竹筒内,于人粪坑中浸渍后的制成品。具有清热凉血解毒的作用。

【释义】本条论述温病邪入营分的证治。前已论及温邪在肺卫时,夹风者治以辛凉散风、夹湿者治以甘淡驱湿,若病仍不解,则有可能邪热传入心营而致病情发生急剧变化。究其原因,多是邪热炽盛或正气抗邪能力不足或药轻不能胜邪,而致病邪进一步深入营分。心主血属营,营阴是血液的组成部分,热入营分必定要灼伤阴血。营气通于心,营热内扰,心神不安而夜甚无寐。营热窜扰血络,则见斑点隐隐等。故邪热传入营分的主要病机变化是"血液受劫,心神不安"。

热入营分的治疗,叶氏提出"即撤去气药",强调治疗的重心应转移到清营泄热透邪方面来,根据陷入营分的温邪性质而随症加减。营分热盛,以犀角(水牛角代)为主药,如风热邪陷营分,加竹叶之类透泄热邪;如湿热化燥陷入营分,加花露之类清泄芳化;若兼见烦躁不安,大便不通,则为热毒壅盛,锢结于内,治宜加入金汁以清火解毒,但因其性极寒凉,老年阳气不足或素体虚寒者当慎用,可用人中黄代之;邪热入营而见斑点隐隐者,病虽深入,但邪热仍有外泄之势,故治疗总以泄热外达为急务,即所谓"急急透斑为要"。

透斑,指的是用清热解毒、凉血透邪的治法,促使营热得以随斑外透,而不是用升散透发之法,因辛温升透之品有助热伤阴之弊。透斑的具体方法甚多,本条所论邪热陷入营分者,用犀角(水牛角代)、竹叶、花露之类为透斑;用金汁或人中黄清泄热毒亦为透斑;阳明腑实而致邪热锢结,清营解毒方中加入通下之品通腑气,里气通则表气顺,斑疹可透发,亦为通腑透斑。当然,攻下不宜过于峻猛,否则亦可引起邪毒内陷。

【按语】邪入营分,除本条心神不安,夜甚无寐,斑点隐隐外,临床尚有身热夜甚,口干而不甚渴饮,时有谵语,舌绛,脉细数等症。对温热入营与湿热入营的鉴别,章虚谷指出:"热入于营,舌色必绛。风热无湿者,舌无苔,或有苔亦薄也;热兼湿者,必有浊苔而多痰也。"可供临床参考。

【原文】若斑出热不解者,胃津亡也,主以甘寒,重则如玉女煎,轻则如梨皮、蔗浆之类。或其人肾水素亏,虽未及下焦,先自彷徨①矣,必验之于舌,如甘寒之中加入咸寒,务在先安未受邪之地②,恐其陷入易易③耳。(5)

【词解】

①彷徨：犹疑不决，去向难以决定之谓。

②先安未受邪之地：指在治疗已病脏腑的同时，按其将传变的趋向，扶助未病脏腑正气，以防病邪陷入。

③易易：前一易字为容易之意，后一易字为变化之意，即容易发生变化（传变）。

【释义】本条论述斑出热不解的病机及治法，并提出了"务在先安未受邪之地"的治疗观点。温病发斑为阳明热毒，内迫营血，且有外透之机的表现。斑出之后，热势应逐渐下降。若斑出而热不解者，则为邪热消烁胃津，阴津亏耗，不能济火，火旺而热势燎原，即叶氏所谓"胃津亡"的表现，治宜甘寒之剂清热生津。热盛伤津较重者，可用玉女煎之类方药清气凉营，泄热生津；轻者用梨皮、蔗浆之类甘寒滋养胃津。但若患者素体肾水不足，则邪热最易乘虚深入下焦，劫烁肾阴而加重病情。因此，临床上要注意舌象的变化，若见舌质干绛甚则枯萎，虽未见到明显肾阴被灼的症状，也应于甘寒之中加入咸寒之品兼补肾阴，使肾阴得充则邪热不易下陷，此即叶氏所谓"先安未受邪之地"，以达到未病先防之作用。

【按语】对于温病发斑，戴天章曰："时疫发斑，邪热出于经脉也，虽不及战汗，亦有外解之机。"而"斑出热不解"的证治，章虚谷云："斑出则邪已透发，理当退热，其热仍不解，故知其胃津亡，水不济火，当以甘寒生津。若肾水亏者，热尤难退，故必加咸寒，如元参、知母、阿胶、龟板之类，所谓壮水之主以制阳光也。"可供临床参考。

对"胃津亡"的理解，不能局限于胃津衰亡，王孟英云："本条主以甘寒，重则如玉女煎者，言如玉女煎之石膏、地黄同用，以清未尽之热，而救已亡之液。""胃津亡"的同时存在胃热盛，否则就不会出现斑出热不退的局面。

第二章

《湿热病篇》选读

第一节 概述

薛生白,名雪,字生白,自号一瓢,又号扫叶老人。生于清代康熙二十年(1681年),卒于清代乾隆三十五年(1770年),高寿90而殁。江苏吴县①人,家居南园俞家桥,出身于书香门第,有深厚的家学渊源。薛氏自幼聪颖刻苦,成年后博学多才,工②画兰,善拳勇,精于医学,尤擅湿热病之辨治。薛氏在医学方面的著作有《医经原旨》《扫叶庄医案》《自讲日记》和《三家医案合刻》中的《薛氏医案》等,名传于世影响较大的著作是《湿热病篇》。在文学方面的著作有《吾以吾集》《一瓢诗话》等。

《湿热病篇》是论述湿热病的专著,使湿热病证治在温病学中自成体系,丰富充实了温病学说的内容。该篇采用自述自注、自条自辨的著作体例,对湿热病的病因病机、传变规律、辨证论治等进行了系统而全面的论述。内容以湿温、暑湿等夏秋季节的常见病为主,主要讲述了湿温病在卫气营血以及后期化热伤阴、余邪留滞的各种证治,同时还有暑病、寒湿、下利等病证的辨治内容,以与湿热病作鉴别对比。本篇从理论到临床,都具有很高的应用价值,尤其是对湿热类病证进行三焦辨治的方法,达到了极高的学术水平,对诊治湿热类病证有重要的指导意义,故广为后世所宗,被列为医家必读之书。薛氏之后,各种版本相继问世,新中国成立以来,全国中医学专业教材屡次录选,并被指定为相关考试、竞赛之重要内容。

《湿热病篇》至今未见原本,其成书年代亦未有记载。一般认为,此书在清代乾隆三十五年(1770年)前已成,后有薛氏弟子们传抄。载有本篇的版本有35条本、31条本及46条本三种。舒松摩重刻《医师秘笈》为35条本,章虚谷《医门棒喝》等宗之;江白仙本《温热病指南集》为31条本,吴子音《温热赘言》等宗之;民间将上述两种版本合二为一,得46条本。王孟英《温热经纬》所载,就是据吴人陈秋坨抄本而来,被认为是全豹之作。本教材根据《温热经纬》咸丰二年(1852年)刻本所辑,予以归类叙述。条文后括号内数字,为《湿热病篇》原条文顺序编号,自注中"自注"二字,为编者所加。

【词解】

①吴县:今苏州市。

②工:擅长。

第二节　湿热病提纲

【原文】湿热证,始恶寒,后但热不寒,汗出胸痞,舌白①,口渴不引饮。(1)

自注:此条乃湿热证之提纲也。湿热病属阳明太阴经者居多,中气实则病在阳明,中气虚则病在太阴。病在二经之表者,多兼少阳三焦,病在二经之里者,每兼厥阴风木。以少阳厥阴同司相火②,阳明太阴湿热内郁,郁甚则少火皆成壮火,而表里上下充斥肆逆,故是证最易耳聋、干呕、发痉、发厥。而提纲中不言及者,因以上诸证,皆湿热病兼见之变局③,而非湿热病必见之正局④也。始恶寒者,阳为湿遏而恶寒,终非若寒伤于表之恶寒,后但热不寒,则郁而成热,反恶热矣。热盛阳明则汗出,湿蔽清阳则胸痞,湿邪内盛则舌白,湿热交蒸则舌黄,热则液不升而口渴,湿则饮内留而不引饮。然所云表者,乃太阴阳明之表,而非太阳之表。太阴之表四肢也,阳明也;阳明之表肌肉也,胸中也。故胸痞为湿热必有之证,四肢倦怠,肌肉烦疼,亦必并见。其所以不干太阳者,以太阳为寒水之腑,主一身之表,风寒必自表入,故属太阳。湿热之邪从表伤者,十之一二,由口鼻入者,十之八九。阳明为水谷之海,太阴为湿土之脏,故多阳明太阴受病。膜原者,外通肌肉,内近胃腑,即三焦之门户,实一身之半表半里也。邪由上受,直趋中道,故病多归膜原⑤。要之湿热之病,不独与伤寒不同,且与温病大异。温病乃少阴太阳同病,湿热乃阳明太阴同病也。而提纲中不言及脉者,以湿热之证,脉无定体,或洪或缓,或伏或细,各随症见,不拘一格,故难以一定之脉,拘定后人眼目也。

湿热之证,阳明必兼太阴者,徒知脏腑相连,湿土同气,而不知当与温病之必兼少阴比例。少阴不藏,木火内燔,风邪外袭,表里相应,故为温病。太阴内伤,湿饮停聚,客邪再至,内外相引,故病湿热。此皆先有内伤,再感客邪,非由腑及脏之谓。若湿热之证,不挟内伤中气实者,其病必微,或有先因于湿,再因饥劳而病者,亦属内伤夹湿,标本同病。然劳倦伤脾为不足,湿饮停聚为有余,所以内伤外感孰多孰少,孰实孰虚,又在临证时权衡矣。

【词解】

①舌白:舌苔白。

②相火:肝、肾、心包、胆、膀胱、三焦的阳气通称,或专指肾阳。

③变局:湿热病过程中发生的特殊证候,病变涉及心、肝、肾等,或出现了营血分的病变,多表现为耳聋、干呕、发痉、发厥。

④正局:湿热病过程中的一般证候,病变在脾胃气分,多见始恶寒,后但热不寒,汗出胸痞,舌白,口渴不引饮等。

⑤膜原:亦称募原,其部位正如薛氏所云:"外通肌肉,内近胃腑,即三焦之门户,实一身之半表半里也。"

【释义】本条为湿热病提纲。

1.条文中列举了湿热病初起的典型症状,即"始恶寒,后但热不寒,汗出胸痞,舌白,口渴不引饮"。

2.自注从以下几个方面分析了湿热病的发生发展规律及病变特点:

(1)湿热病的致病原因与受邪途径及病变中心。薛氏认为病因是湿热之邪,受邪途径是"从表伤者,十之一二,由口鼻入者,十之八九"。而且"邪由上受,直趋中道,故病多归膜原",邪阻膜原可作为湿热病初起的一种形式。另外,"湿热病属阳明太阴经者居多",故湿热病的病变中心在中焦脾胃。章虚谷云:"胃为戊土属阳,脾为己土属阴,湿土之气同类相召,故湿热之邪始虽外受,终归脾胃也。"章氏所云与薛氏所论甚合。又因体质差异,有"中气实则病在阳明,中气虚则病在太阴"的不同转归。

(2)湿热病的发病机理。薛氏认为:"太阴内伤,湿饮停聚,客邪再至,内外相引,故病湿热。"强调了湿热病是先由脾胃内伤而致内湿停聚,又感受外在湿热邪气而发病,即湿热病有内外相引的发病特点。

(3)湿热病的正局与变局。原文所列六种症状为湿热病正局的见证,自注阐释了正局见证的病机且补充了湿热病兼见之变局。若阳明太阴湿热内郁化火,表里上下充斥肆逆,可窜及少阳或厥阴。因胆经循环过耳,胆火上冲而见耳聋、干呕,火郁心包而发厥,引动肝风则发痉。

(4)湿热病与温病、伤寒的区别。薛氏认为湿热病的表证乃太阴阳明之表,即四肢、肌肉与胸中,所以湿热病初起必见四肢倦怠、肌肉烦疼、胸痞等脾胃病变。而伤寒为寒邪束表,表现为太阳表寒证。湿热病与伏气温病的春温的区别是:湿热病为太阴阳明同病,春温为少阴太阳同病,临床表现明显不同。故薛氏说:"要之湿热之病,不独与伤寒不同,且与温病大异。"其意义是通过寒、温、湿辨异,使湿热病自成体系。

【按语】章虚谷:外邪伤人,必随人身之气而变。如风寒在太阳则恶寒,传阳明即变为热而不恶寒。今以火湿所合之邪,故人身阳气旺即随火化而归阳明,阳气虚即随湿化而归太阴也。

第三节 邪在卫分

【原文】湿热证,恶寒无汗,身重头痛,湿在表分。宜藿香、香薷、羌活、苍术皮、薄荷、牛蒡子等味。头不痛者,去羌活。(2)

自注:身重恶寒,湿遏卫阳之表证。头痛必挟风邪,故加羌活,不独胜湿,且以祛风。此条乃阴湿①伤表之候。

【词解】

①阴湿:湿邪伤表而尚未化热之候。

【释义】此条为阴湿伤表证治。阴湿伤表,尚未化热,与寒湿近似。湿伤于表,卫阳为之所遏,故恶寒无汗。湿为阴邪,其性黏腻重者,气机被困,则头痛身重。湿未化热,病在卫表,故用藿香、苍术皮、香薷等芳香辛散之品,佐以羌活祛风胜湿,薄荷、牛蒡子宣透卫表。"因于湿,首如裹",湿热病头重头胀者为多,而头痛乃夹风之征,故头不痛者去羌活。

【按语】章虚谷:以其恶寒而不发热,故为阴湿。杨照藜:湿宜淡渗,不宜专用燥药。头痛属热,不必牵涉及风。

章氏以外在症状推断其内在病机,所谓有诸内必形诸外者也,甚合中医理论。而杨氏"湿宜淡渗,不宜专用燥药"之说,未必尽然,至于"头痛属热,不必牵涉及风"则更显拘执。

【原文】湿热证,恶寒发热,身重关节疼痛,湿在肌肉,不为汗解。宜滑石、大豆黄卷、茯苓皮、苍术皮、藿香叶、鲜荷叶、白通草、桔梗等味。不恶寒者,去苍术皮。(3)

自注:此条外候与上条同,惟汗出独异。更加关节疼痛,乃湿邪初犯阳明之表。而即清胃脘之热者,不欲湿邪之郁热上蒸,而欲湿邪之淡渗下走耳。此乃阳湿①伤表之候。

【词解】

①阳湿:湿邪伤表,已经化热之候。

【释义】本条为阳湿伤表证治,是与上条阴湿伤表相对而言的。湿邪伤表,故亦有恶寒、身重等症。湿已化热,故症见发热。脾主四肢肌肉,湿着肌肉,故身重关节疼痛。湿性黏滞,与热交混,故不能随汗而解。前证湿未化热,故主以藿香、苍术等芳香宣化表湿,本证湿已化热,湿中蕴热,故用滑石、豆卷、茯苓皮、通草、荷叶等淡渗凉泄之品以利湿泄热。蕴热已成,故去辛温燥烈的香薷、羌活等。湿着肌表,故仍用藿香叶、苍术皮芳香宣化,卫表郁闭不甚而不恶寒者则去苍术皮。薛氏以汗之有无来区别阴湿与阳湿,故云:"此条外候与上条同,惟汗出独异",阴湿者无汗,阳湿者有汗。

【按语】章虚谷:以其恶寒少而发热多,故为阳湿也。

章氏以恶寒与发热的多少来区别阴湿与阳湿。然临证时应灵活看待,阴湿虽湿未化热,亦非绝对不发热,而阳湿恶寒较甚者亦非罕见。一般可认为,无热无汗是阴湿伤表,有热有汗是阳湿伤表。但亦应全面分析,衡量阴与阳的孰多孰少。

第四节　邪在中焦

【原文】湿热证,寒热如疟①,湿热阻遏膜原②,宜柴胡、厚朴、槟榔、草果、藿香、苍术、半夏、干菖蒲、六一散等味。(8)

自注:疟由暑热内伏,秋凉外束而成。若夏月腠理大开,毛窍疏通,安得成疟。而寒热有定期,如疟证发作者,以膜原为阳明之半表半里,湿热阻遏,则营卫气争,证虽如疟,不得与疟同治,故仿又可达原饮之例。盖一由外凉束,一由内湿阻也。

【词解】

①疟：指疟疾，主症为寒热、汗出、身凉，循环往复，发有定时。

②膜原：参本篇第1条。

【释义】本条为湿热阻遏膜原证治。本证表现寒热如疟，但不似疟之寒热发有定期，而是寒热交替或寒热起伏，尚可见到舌苔白腻甚或满布垢浊，苔如积粉，脘腹满闷等湿浊内盛的症状。治以宣透膜原，辟秽化浊。方中柴胡透达少阳膜原之邪，厚朴苦温燥湿，下气宽中，草果燥脾去湿，芳香辟秽，槟榔疏利壅滞，半夏散逆降气，苍术燥湿健脾，藿香、菖蒲芳香化浊，六一散清利湿热。

【按语】章虚谷：膜原在半表半里，正如少阳之在阴阳交界处相同，而营卫之气内出于脾胃，脾胃邪阻，则营卫不和，即发寒热之疟也。

章氏之论，当与薛氏自注相互印证理解。薛氏在第1条自注中指出："膜原者，外通肌肉，内近胃腑，即三焦之门户，实一身之半表半里也"，今又在本条自注中云："膜原为阳明之半表半里。"意在明确此证既非阳明里证，又与少阳之半表半里证不尽相同。少阳之半表半里是指伤寒之邪传里化热而在足少阳，膜原之半表半里是指湿遏热伏之病，而近于中焦。自注中提出本证与疟疾的鉴别，当细斟酌，临证时应从病因、病机、治法以及用药方面全面分析，加以区别。

【原文】湿热证，初起发热，汗出胸痞①，口渴舌白，湿伏中焦。宜藿梗、蔻仁、杏仁、枳壳、桔梗、郁金、苍术、厚朴、草果、半夏、干菖蒲、佩兰叶、六一散等味。（10）

自注：浊邪上干则胸闷，胃液不升则口渴。病在中焦气分，故多开中焦气分之药。此条多有挟食者，其舌根见黄色，宜加瓜蒌、楂肉、莱菔子。

【词解】①胸痞：胸部有痞满闷塞之感，与本条自注中胸闷义同。

【释义】本条为湿伏中焦，始见化热，湿重于热证治。其所列症状基本类同于本篇提纲所述之典型症状。但无恶寒说明湿邪已不在表，而是内阻中焦。湿热交蒸，虽汗出而热不除。湿热上干，影响肺气之宣化则胸痞。湿阻津液不得上升则口渴，但多渴不欲饮。湿重于热，故舌苔白滑、白腻。本证系湿邪偏重，始有化热之象，故以化湿为主。所用杏仁、桔梗、枳壳轻宣肺气，使气化则湿亦化；藿香、佩兰、菖蒲、蔻仁、郁金芳香运脾化湿；苍术、厚朴、草果、半夏辛苦温以燥中焦之湿；因湿已化热用六一散淡渗清热利湿。

【按语】薛氏自注中云："胃液不升则口渴"，是指湿邪内阻而津不上升，与胃液不足而口渴者自是不同。故其治疗不以生津止渴，而但以化湿为主，湿化则津液上升，口自不渴。胃津不足之渴，必渴而欲饮且舌面干燥，与本证之苔白滑、白腻而渴不欲饮自是不同。

此条集宣湿、化湿、燥湿、渗湿四法于一方，体现了薛氏治湿之基本法，对临床颇具指导意义。

【原文】湿热证，舌根白，舌尖红，湿渐化热，余湿犹滞。宜辛泄佐清热，如蔻仁、半夏、干菖蒲、大豆黄卷、连翘、绿豆衣、六一散等味。（13）

自注：此湿热参半①之证。而燥湿之中，即佐清热者，亦所以存阳明之液也。上二条凭验舌以投剂，为临证时要诀。盖舌为心之外候，浊邪上熏心肺，舌苔因而转移。

【词解】①湿热参半：湿和热之临床症状无明显之偏颇。

【释义】本条为湿渐化热，余湿犹滞证治。舌根虽仍白腻，但舌尖红，表明湿渐化热。临床尚可见到胸痞，口渴，口苦或发热汗出不解，甚或小便短赤，脉濡数等症。治疗即薛氏所谓"燥湿之中，即佐清热""辛泄佐清热"。用蔻仁、半夏、菖蒲辛散开泄，用大豆黄卷、连翘、绿豆衣、六一散清热利湿，为湿热两解之法。薛氏自注云："即佐清热者，亦所以存阳明之液也。"其意义是：湿渐化热，易伤津液，清热即以保存阴液。

【按语】本条证候薛氏自注为"湿热参半"，实际上仍属湿重热轻。第12、10、13条同属中焦湿热而湿重于热之证，主要以舌诊来辨别。即分别为舌遍体白，舌白及舌根白、舌尖红，以此来判定湿与热的偏胜程度，正如薛氏所云"凭验舌以投剂，为临证时要诀"，足见验舌对于湿热病辨治的重要性，临证时还当四诊合参，全面分析。

第五节　邪在下焦

【原文】湿热证，数日后①自利，溺赤，口渴，湿流下焦。宜滑石、猪苓、茯苓、泽泻、萆薢、通草等味。（11）

自注：下焦属阴，太阴所司②。阴道虚故自利③，化源滞则溺赤，脾不转津则口渴。总由太阴湿盛故也。湿滞下焦，故独以分利为治。然兼证口渴胸痞，须佐入桔梗、杏仁、大豆黄卷开泄中上，源清则流自洁④，不可不知。湿热之邪不自表而入，故无表里可分，而未尝无三焦可辨，犹之河间治消渴，亦分三焦者是也。夫热为天之气，湿为地之气，热得湿而愈炽，湿得热而愈横。湿热两分，其病轻而缓，湿热两合，其病重而速。湿多热少，则蒙上流下，当三焦分治，湿热俱多，则上闭下壅而三焦俱困矣。犹之伤寒门二阳合病、三阳合病也。盖太阴湿化，三焦火化，有湿无热只能蒙蔽清阳，或阻于上，或阻于中，或阻于下，若湿热一合，则身中少火悉化为壮火，而三焦相火有不起而为虐者哉？所以上下充斥，内外煎熬，最为酷烈。兼之木火同气，表里分司，再引肝风，痉厥立至。胃中津液几何，其能供此交征乎？至其所以必属阳明者，以阳明为水谷之海，鼻食气，口食味⑤，悉归阳明。邪从口鼻而入，则阳明为必由之路。其始也，邪入阳明，早已先伤残其胃液；其继也，邪盛三焦，更欲取资于胃液。司命者⑥，可不为阳明顾虑哉？

【词解】

①吴子音《温热赘言》于本条"数日后"句下，有"胸痞"二字，"溺赤"作"溺涩"。王孟英："据此则本条胸痞二字，当从吴本增入为是"，据自注所云，王氏所言极是，原文当有"胸痞"一症。

②下焦属阴，太阴所司：指位于下焦的大小肠、膀胱与太阴脾在生理病理上密切相关。

③阴道虚故自利：非指虚证，当为肠道功能失司，湿胜则濡泄。
④源清则流自洁：是指肺为水之上源，宜其上源有助下焦水道通利。
⑤鼻食(sì，四)气，口食味：鼻给人以气，口给人以味。食，通"饲"。
⑥司命者：此指治病救人的医生。司命，掌管人生命的神。

【释义】湿流下焦，泌别失职证治。湿热病虽已数日之后，但胸痞、口渴，仍为湿邪阻滞气机，津不上承之象，必口渴而不甚渴饮；大便溏泄、小便涩滞，为湿热之邪流注下焦，而使小肠泌别失职、大肠传导失司所致，即原文所云"湿流下焦"。故治当分利湿邪为要，方中药物取淡渗利湿之品，所谓"治湿不利小便，非其治也""利小便所以实大便"。针对口渴、胸痞，须佐入桔梗、杏仁、大豆黄卷，开泄中上，使肺气得化、脾气得运，而"源清则流自洁"。

【按语】本条自注中对湿热致病的特点又进行了较详细的论述，是对首条湿热病提纲内容的补充。如提纲中已论及湿热之邪多从口鼻而入，本条有提出："湿热之邪不自表而入，故无表里之分。"是说湿热病初起即为里证，甚少单纯的表证。

后世吴鞠通《温病条辨》对于湿邪阻滞下焦，而小便不通一证，提出以"淡渗分消浊湿"为法，并治以茯苓皮汤；对于湿邪久郁下焦气分，气机郁闭，致大肠传导失司，少腹硬满，大便不通，湿浊弥漫，上蒙清窍，兼见神识昏蒙的证候，治以宣清导浊汤。吴氏所论，在临床亦可见到，可补本条。

第六节　后期调理

【原文】湿热证，数日后脘①中微闷，知饥不食，湿邪蒙绕三焦。宜藿香叶、薄荷叶、鲜荷叶、枇杷叶、佩兰叶、芦尖、冬瓜仁等味。(9)

自注：此湿热已解，余邪蒙蔽清阳，胃气不舒。宜用极轻清之品，以宣上焦阳气。若投味重之剂，是与病情不相涉矣。

【词解】①脘：此处主要指胃脘，亦涉及胸腹部。

【释义】本条论述湿热病后期"湿邪蒙绕三焦"证治。"数日后"，指经过一段时间后，大邪已去，余湿未解，脾气不舒，胃气未醒，故脘中微闷，知饥而不欲饮食。治宜轻清芳化，涤除余邪。薛氏用"五叶"轻清芬芳宣开上焦，再配芦尖、冬瓜仁淡渗余湿，使气机畅通，清阳四布，余湿得除，诸症皆愈。

【按语】薛氏所谓"湿热已解"，乃指湿热程度轻微而言，并不意味湿热已全解除，临床当有身热不甚或身热已退，苔薄腻等症。所谓"蒙绕三焦"，实际偏重于中、上二焦，其治疗重点应在中焦。所谓"投味重之剂"，当为过用攻伐或滋补之剂，如用之则有损正碍胃之弊。